中医药文化

ZHONGYIYAO WENHUA QUWEI DUBEN

趣味读本

主编　史卫东

甘肃科学技术出版社

图书在版编目（CIP）数据

中医药文化趣味读本 / 史卫东主编. -- 兰州：甘
肃科学技术出版社，2018.8（2023.9重印）
ISBN 978-7-5424-2623-9

Ⅰ.①中… Ⅱ.①史… Ⅲ.①中国医药学－文化－普
及读物 Ⅳ.①R2-05

中国版本图书馆CIP数据核字(2018)第185736号

中医药文化趣味读本
史卫东　主编

责任编辑　陈学祥　于佳丽
封面设计　雷们起

出　　版　甘肃科学技术出版社
社　　址　兰州市城关区曹家巷1号　　730030
电　　话　0931-2131572（编辑部）　　0931-8773237（发行部）

发　　行　甘肃科学技术出版社　　　　印　刷　三河市铭诚印务有限公司
开　　本　787毫米×1092毫米　1/16　印　张　13.25　插　页　1　字　数　243千
版　　次　2018年8月第1版
印　　次　2023年9月第2次印刷
印　　数　55 101~56 150
书　　号　ISBN 978-7-5424-2623-9　　定　价　128.00元

图书若有破损、缺页可随时与本社联系：0931- 8773237
本书所有内容经作者同意授权，并许可使用
未经同意，不得以任何形式复制转载

《中医药文化趣味读本》
编 委 会

主　任：陈彦吉

副主任：李艳萍　张芳芳　雍文洲　李双梅

委　员：马君瑞　王恩茂　王锦涛　王仲良

　　　　杨海宾　杨长兵　尹正荣　吉　煜

主　编：史卫东

副主编：邵胜林

编　委：马建军　成永红　何　斌　袁　泉

前　言

　　作为在西方思维和西方文化熏陶和浸染中完成学业、走上工作岗位的一代人，当我们反身而诚、对本土文明的博大精深有所感悟时，已经纷纷步入中年了。

　　为了使民族的心魂有所附丽，教育的精神家园不再荒芜，2016年2月以来，陇西县教育体育局开展了以经典诵读为主要特色的国学教育试点。两年来，弦诵之声洋洋盈耳，师生的言行举止和待人接物有了明显的改观。然而总体来看，旁观者多，践行者少，盖因有形上而无形下，重其道不重其艺，不能含裹十方、融会贯通所致。

　　2018年2月，陇西县教育体育局又推出了以健康养生为主要内容的中医药文化进校园活动。果然登高一呼，应者云集。从此以道御艺、以艺臻道，一元复始、万象更新。为立德树人的根本任务耕云锄雨，为核心价值的抽枝绽叶培基固本，园丁之乐，乐何如哉！至若巩昌雄镇英才蔚起、南安福地人文和谐，尤所属望于同侪和当来者。

　　蒙养之力，化育之功，于兹为盛！

史卫东

二〇一八年三月二十七日

目　　录

了解中医药文化

第一节　中医药文化探源

　　中医药学是我国劳动人民长期以来同各种疾病斗争的经验总结和智慧结晶。中医药在历经几千年的发展过程中，逐渐形成了独特的中医药理论和文化。中医药文化博大精深，源远流长，与我国传统文化一脉相承，具有深厚的人文底蕴和历史积淀。

　　据考证，中医药理论形成于秦汉时期，其标志是《黄帝内经》。《黄帝内经》成功地将我国古代的阴阳五行学说引入医学，使之成为中医药理论体系的核心。阴阳

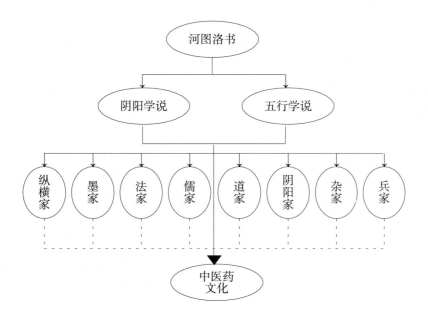

中医药文化源流简图

五行学说源于河图洛书，是我国古代的世界观和方法论，先秦时期已经广泛应用于天文、历法、气象、医学、丹术、建筑以及政治、军事、伦理、历史、文艺、哲学等众多领域。

一、河图洛书

相传，距今七八千年的伏羲时代，一龙马从孟河跃出，其背有点，二七在前，一六在后，三八在左，四九在右，五十在中。此即河图。

又传，大禹治水时，一神龟从洛河爬出，背上数字排列为："戴九履一，左三右七，二四为肩，六八为足，五居中央。"此为洛书。

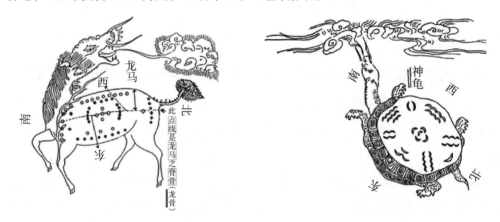

河图图式中白圈为奇数，表示天和阳；黑点为偶数，表示地和阴。一六居北，北方为水；二七居南，南方为火；三八居东，东方为木；四九居西，西方为金；五十居中央，中央为土。可见，河图十数配置包含阴阳、五行精义。

洛书图式与河图如出一辙，奇数为阳，偶数为阴，圈为阳，点为阴。一三七九居于正位，二四六八居于隅位，五居中央。同样暗含阴阳、五行精义。

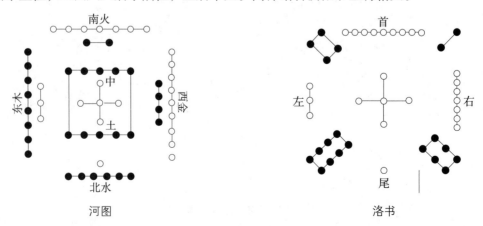

河图　　　　　　　　　　　　　　洛书

二、阴阳学说

"无极生太极，太极生两仪"。太极、两仪准确而形象地表达了气同阴阳的关系。气指元气，被古人认为是构成天地万物的物质要素。

阴阳学说的基本观点包括三个方面：一是阴阳平衡，二是阴阳转换守恒，三是阴阳化生论。

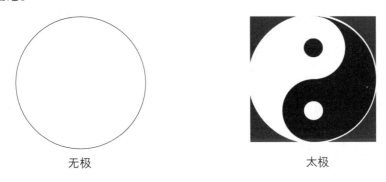

无极   太极

三、五行学说

五行即金、木、水、火、土。始见于《尚书·洪范》："五行：一曰水、二曰火、三曰木、四曰金、五曰土。水曰润下，火曰炎上，木曰曲直，金曰从革，土爱稼穑。"可见《尚书·洪范》对于五行的性质及其数理做了归纳。

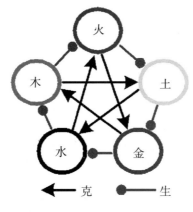

五行生克图

《难易寻源》对五行与河图的关系进行了阐释，曰：天一生水，地六成之；地二生火，天七成之；天三生木，地八成之；地四生金，天九成之；天五生土，地十成之。据此同样可以发现五行与河图洛书的关系。简言之，河图昭示五行顺行相生，而洛书昭示五行逆行相克。

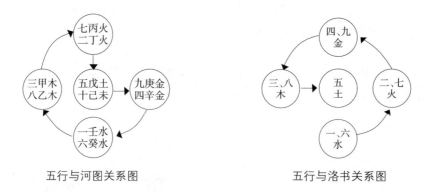

五行与河图关系图　　　　　　　　五行与洛书关系图

五行学说认为宇宙是由金、木、水、火、土五种基本物质元素构成的，宇宙中各种事物和现象（包括人在内）的发展、变化都是这五种不同属性的物质元素不断运动和相互作用的结果。五行之间存在着相生相克的规律。相生，含有互相滋生、促进和助长的意思。相克，含有互相制约、克制和抑制的意思。五行相生：木生火，火生土，土生金，金生水，水生木。五行相克：木克土，土克水，水克火，火克金，金克木。

四、儒家与中医药文化

《系辞传》曰："易有太极，是生两仪，两仪生四象，四象生八卦。"八卦有先天和后天之分，先天八卦相传为伏羲所画，后天八卦则是由易圣周文王据先天八卦进一步推演而得。先天八卦的序数为乾一、兑二、离三、震四、巽五、坎六、艮七、坤八。后天八卦的序数为：坎一、坤二、震三、巽四、五为中宫、乾六、兑七、艮八、离九。

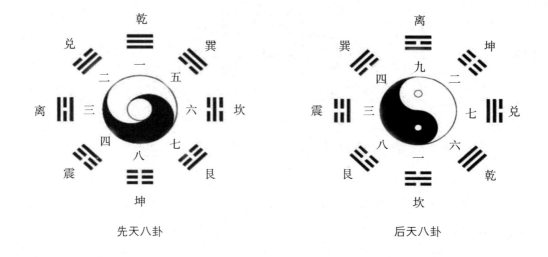

先天八卦　　　　　　　　　　　　后天八卦

《易》曰："河出图，洛出书，圣人则之。"指的就是伏羲依据河图洛书而制八卦。由此可见，八卦的理、数源自河图洛书。

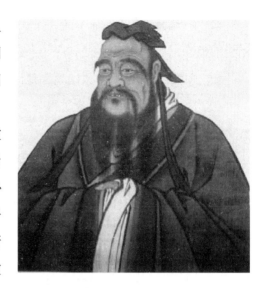

儒家经典之作《周易》，是周文王被囚于羑里时，据伏羲先天八卦演绎而成后天八卦，进一步推演为六十四卦，并做卦辞和爻辞而来。到了春秋时期，圣人孔子著《易传》，并被编入《易经》。故今天所见的周易包括经和传两部分。《易经》被看作儒家学派的经典著作之首。

易经源于八卦，医理源于阴阳五行学说，八卦和阴阳五行学说皆源于河图洛书，因此自古医易同源。易经的理论博大精深，涵盖万物。其理论体系是建立在阴阳变易基础上的，亦即医易同理。故孙思邈说："不知易，便不足以言知医。"

五、道家与中医药文化

《老子·第四十二章》：道生一，一生二，二生三，三生万物。万物负阴而抱阳，冲气以为和。

《老子·第一章》：道可道，非常道。名可名，非常名。无名天地之始；有名万物之母。

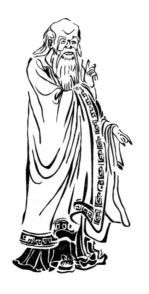

《老子·第六章》：谷神不死，是谓玄牝。玄牝之门，是谓天地根。绵绵若存，用之不勤。

《老子·第二十五章》：人法地，地法天，天法道，道法自然。

《老子·第三十九章》：昔之得一者：天得一以清；地得一以宁；神得一以灵；谷得一以盈；万物得一以生。

由此可见，道家义理与阴阳五行学说关系密切，甚至有"岐黄源于道"的说法。道家注重长生之术，其道气学说对医理影响极深。

六、阴阳家与中医药文化

阴阳家主要代表人物是战国时期齐国的邹衍。他把之前的阴阳、五行学说进一步系统化，将阴阳与五行相配，形成了阴阳五行学说。而中医药理论正是建立在这一完整的阴阳五行理论基础之上的。

七、法家与中医药文化

法家的早期代表人物是管仲。在其经典著作《管子》中，进一步发挥和阐释了精、气、神和天人相应学说。如"凡人之生也，天出其精，地出其形，合此以为人"。再如"人与天调，然后天地之美生"。这些论述对中医理论均有深刻影响。

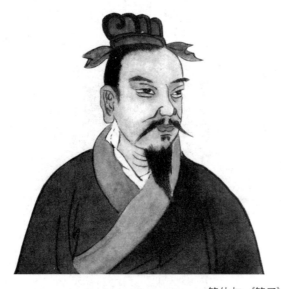
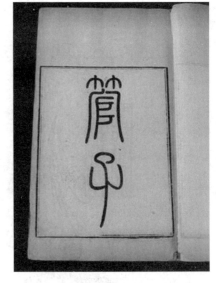

管仲与《管子》

第二节　中医传统经典著作

在漫长的历史进程中，中华民族在与自然作斗争的同时，从来没有停止过与危害生命健康的疾病相抗争。从神农尝百草开始，我们的祖先就踏上了认知生命、遍寻良药、治病疗伤的漫漫长路……经历无数次的失败，经过无数次的验证和思考，经过若干代人的接力传承，终于形成了独具东方魅力的中医药文化。中医学是我们的国粹，是华夏先民研究自然、研究人和自然的关系、研究生命起源和生命发展规律、研究人体生理、病机和疾病防治方法的科学，是建立在中国传统文化基础上的科学。许多疾病，用一碗药汤、一根银针，就能起到立竿见影的效果，因而，中医一直被认为是世界上最神秘的医学之一。为了让大家对中医文化有个大致了解，下面将简单介绍一些中医传统经典著作。

一、最早的药学专著——《神农本草经》

远古的神农氏，是华夏民族的远祖之一。他教会人们播种五谷、识别各种植物，是农业的始祖。我国自古以来就有"神农尝百草，始有医药"的说法。

当时的人们生活条件很差，喝生水、食野果、吃虫子。神农教会了大家种地，有了足够的粮食，从此不再为吃不饱饭发愁，可不少人还是常常生病。神农想了很多办法，如火烤、水浇、日晒、冷饿等等，虽然能使某些症状得到缓解，但效果仍然不理想。

神农到野外品尝草木，发现草木有酸、甜、苦、辣、咸等各种味道。他将带有苦味的草给咳嗽不止的人吃，症状立刻减轻；把带有酸味的草给肚子有病的人吃，肚子的疼痛也得到缓解。于是神农决心尝遍所有的植物，找出其中可以食用和治病的种类。尝百草是一件十分辛苦的事，不仅要跋山涉水，还有生命危险。据西汉初年的《淮南子》记载："神农尝百草……一日而遇七十毒。"就这样，神农含辛茹苦，为后世留下了丰富的药物学知识。

神农所在的年代还没有文字，现代学者一般认为《神农本草经》（简称《本经》）为东汉末年（约公元200年）的作品，是集体创作，并非出自一人之手。

《本经》是我国现存最早的药学专著。载药365种，其中有植物药材252种、动物药材67种、矿物药材46种。其根据药物的性能和使用效果，分为上、中、下三品。其中上品120种，无毒，大多属于滋补强壮之品，如人参、甘草、地黄、大枣等，可以久服。中品120种，无毒或有毒。其中有的能补虚扶弱，如百合、当归、龙眼、鹿茸等；有的能祛邪抗病，如黄连、麻黄、白芷、黄芩等。下品125种，有毒者多，能祛邪破积，如大黄、乌头、甘遂、巴豆等，不可久服。《本经》所述的药物功效大部分是正确的，如水银治疥疮、麻黄平喘、常山治疟、黄连治痢、海藻治瘿瘤等。有些还属世界上最早的单方，如用水银治皮肤病，要比阿拉伯和印度的相关记载早500~800年。

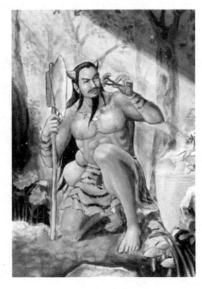
神农尝百草

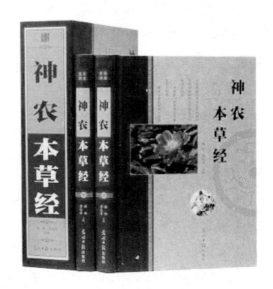
神农本草经

二、最早的医学典籍——《黄帝内经》

中医启蒙读物《医学三字经》最开始两句是"医之始，本岐黄，灵枢作，素问详"，意思是说中医学起源于"岐黄"。我们常听到"某人颇通岐黄之术"这样的话，就是说这个人医术很高。那么"岐黄"到底指的是什么呢？

传说在远古时期的中国黄土高原上，有一位被称为华夏民族祖先的大首领——黄帝轩辕氏。某天，黄帝愁眉不展地坐在那里，大臣岐伯上前问道："大王，自从打败了蚩尤部族后，天下太平，百姓安居乐业，大王为什么发愁呢？"黄帝说："我把天下百姓都看作自己的子女，现在虽然天下安定，但是百姓时常受着病痛的折磨，令人痛心。难道是上天认为我有罪过，而降罪于我的子民吗？怎样才能使他们不受疾病之苦呢？"岐伯回答道："大王爱民如子，实在是万民之福。其实疾病并非上天旨意，而是天地间邪气的侵扰，可以用药物和针灸等来治疗。"黄帝大喜，说："原来先生精通医药，请你为我讲解其中的道理。"于是，岐伯开始为黄帝逐一讲解人体的生理机制、形成疾病的原因、各种治疗方法以及养生的原则等，黄帝则不断提出各种新的问题，君臣二人讨论了很久。黄帝的史官把这段君臣对话记录了下来。对于中医学来说，这是一场开天辟地的对话，这段对话后来传书于世，就是中医学奠基性的著作——《黄帝内经》。"岐黄"二字，"岐"指大臣岐伯，"黄"指黄帝，后世由此引申而专指传统中医学，也用于代称《黄帝内经》。

《黄帝内经》是我国传统医学四大经典著作之一（其余三部是《伤寒论》《金匮要略》《神农本草经》），冠以中华民族先祖"黄帝"之名，是研究人的生理学、病机学、诊断学、治疗原则和药物学的医学巨著。从理论上建立了中医辨证施治的

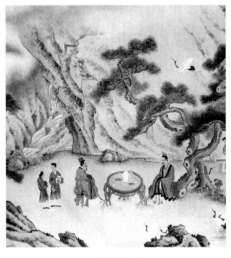

黄帝问道

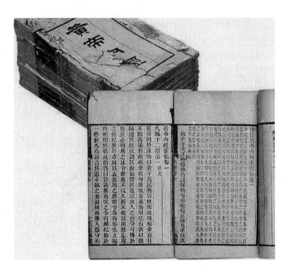

黄帝内经

"阴阳五行学说"、"脉象学说"、"脏象学说"、"经络学说"、"病因学说"、"病机学说"、"病症"、"诊法"及"养生学"、"运气学"等学说。

《黄帝内经》成编于战国时期，是中国现存最早的中医理论专著。总结了战国以前及同期的医疗经验和学术理论，吸收了秦汉以前有关天文学、历算学、生物学、地理学、人类学、心理学成果，运用朴素唯物论和辩证法思想，对人体的构造、生理、病机以及疾病的诊断、治疗与预防，做了比较全面的阐述，确立了中医学独特的理论体系，成为中医药学发展的理论基础和源泉。

三、医门之圣书——《伤寒杂病论》

《伤寒杂病论》是我国中医院校开设的基础课程之一。2003 年非典期间，该书和作者张仲景再次成为人们关注的焦点。张仲景系统分析了伤寒的原因、症状、发展阶段和处理方法，创造性地确立了对伤寒病的"六经分类"的辨证施治原则，奠定了理、法、方、药的理论基础。关于张仲景著《伤寒杂病论》，曾有一段神奇传说。

东汉末年，社会动荡，民间大疫流行，因伤寒而死者十有其七。百姓慑于疫病之害，谈疾色变，纷纷避而远之，甚有患者被弃于荒野，待毙而终。南阳郡涅阳郎中张机，字仲景，师从本郡张伯祖，得真传而名扬乡里。不畏疫病，终日奔波于乡邻之间，访疾问苦，望闻问切，全然不顾染疾之忧。但药不敌病，收效甚微。张仲景为找解疫之药，奔走于伏牛山麓，苦苦寻觅，历尽艰辛。

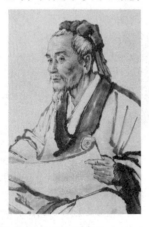
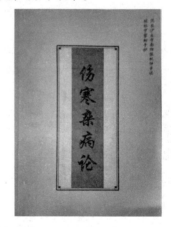

一日，张仲景在山间采药，疲惫而眠，恍惚中，见山岚缭绕，一长者飘然而至。细观之，长者慈眉善目，须髯飘飘，手托宝壶，口中念念有词，如作法状。疑惑之间，见众仙子于群峰之巅驾祥云聚于长者面前，问尊者何事召唤，长者答曰："人间流行伤寒之疫，非百药之味不能破之。故劳伏牛百药仙子各献一味。"众仙子异口同声答道："此乃吾等本分，愿为人间解忧。"言毕，纷纷现出原身，乃伏牛山百种珍稀草药，皆归于长者宝壶之中。张仲景看得真切，惊奇万分，正欲问个究竟，见那长者含笑而去。张仲景梦中醒来，见山中云雾犹在，长者无踪，知是药祖点化，悟出此中寓意："欲克伤寒顽疾，须品百药之味。"自此，张仲景踏遍八百里伏牛山川，亲尝草药千余种，验证配伍处方无数，苦苦寻求治病之法。精诚所至，金石为开。经过多年锲而不舍的艰辛求索和潜心研究，张仲景终于攻克了治疗伤寒杂病的旷世难题，博选多种传世良方，录于《伤寒杂病论》及《金匮玉函要略》之中。

《伤寒杂病论》至今还指导着我国中医临床诊疗工作。张仲景系统地总结了东汉末年以前民众与疾病作斗争的丰富经验，以六经论伤寒，阐述了各种情况下的治疗原则；以脏腑论杂病，运用脏腑的理论进行症候分类；提出了系统的理、法、方、药体系和辨证施治原则，使祖国医学的基础理论与临床实践紧密结合起来，确立了辨证施治在中医学领域的地位，丰富和发展了中医学理论和治疗方法，为后世中医学的发展奠定了重要基础。《伤寒杂病论》成书后，因战乱频繁而散失。到了晋代，由名医王叔和整理、编纂，成为现在流传的《伤寒论》和《金匮要略》两书。唐宋以后，这两部书流传到日本、韩国、越南等许多国家，成为各国人民治病救人的经典医书。

四、首部针灸学专著——《针灸甲乙经》

皇甫谧幼年时父母双亡，由叔父叔母抚养成人。他在儿时十分贪玩，到了20岁仍不喜欢读书，叔母为他十分担心。一天，他采了许多野果给叔母吃，叔母对他说："如果你不好好学习，没有半点本事，就算用上好的酒肉来孝敬我，也是不孝的。你已经20岁了，还不上进读书，我只希望你有上好的才学，可你总是不能明白长辈的心意。提高修养，学习知识都是对你自己有益的事，难道还能对我们有什么好处吗？"皇甫谧

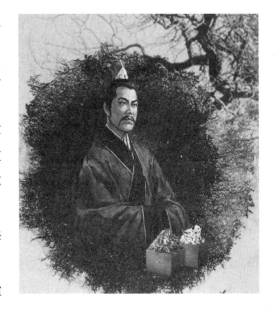

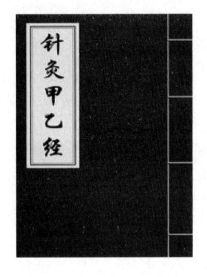

听了这番话，心中十分不安。顿悟自己原来已经虚度了20年的光阴，实在羞愧难当，便立志努力学习。他虽然家境贫寒，但即使是在种地时，也不忘背着书，抽空阅读。自此之后，他对百家之说尽数阅览，学识渊博而沉静少欲，著有《孔乐》《圣真》等书，在文学方面有很高的成就。

40岁时，他患了风痹病，十分痛苦，但在学习上仍不敢怠慢。有人不解他为何对学习如此沉迷，他说："朝闻道，夕死可也。"皇帝见他品格高尚、学识丰富，请他做官，他不但回绝了，竟然还向皇上借了一车的书来读，也算得上是一桩奇事了！

抱病期间，他阅读了大量的医书，尤其对针灸学十分感兴趣。但是随着研究的深入，他发现以前的针灸书籍深奥难懂又错误百出，十分不便于学习和阅读。于是他通过自身的体会，摸清了人身的脉络与穴位，并结合《灵枢》《素问》和《名堂孔穴针灸治要》等书，悉心钻研，著述了我国第一部针灸学著作——《针灸甲乙经》。

该书对疾病预防和早期治疗非常重视。除了强调"上工治未病"，即要求一位高明的针灸医生要学会运用针灸来达到保健预防疾病之目的；又提出了"中工刺未成"的理论，强调能做到对疾病的早期治疗，也能算作一位比较好的针灸医生；然后，他指出"下工刺已衰，下下工刺方袭"，将不能做到预防和早期治疗的针灸医生一概称之为下工、下下工，视之为不合格的针灸医生。该书还对针灸用针之形状制作、针灸之禁忌、针灸经络、孔穴部位之考订、针灸的临床适应证、针灸操作方法，以及临床经验的总结等进行了系统的论述。该书对针灸穴位之名称、部位、取穴方法等，逐一考订，重新厘定孔穴之位置，同时增补了典籍未能收入的新穴，使全书定位孔穴达到349个，其中双穴300个，单穴49个，比《内经》增加189个穴位，即全身共有针灸穴位649个。

《针灸甲乙经》在总结前人经验的基础上，列举适合针灸治疗的疾病和症状等共800多种。例如该书所分述的热病、头痛、痉、疟、黄疸、寒热病、脾胃病、癫、狂、霍乱、喉痹、耳目口齿病、妇人病等等，内容丰富，条分缕析，使学习者易于掌握。该书强调："用针之理，必知形气之所在、左右上下、阴阳表里、血气多少、行藏逆顺、出入之合。"提示针灸医生为病人施治时，必须掌握时机，根据病人的不同体质、不同病情，采用不同的针刺艾灸手法和技术。要求选穴适宜，定穴准确，操作严谨，补泻手法适当等等。《针灸甲乙经》专篇阐述了每日不同时辰与选穴、针刺补泻方法的关系，这一时间医学问题至今仍在临床上应用，并为国际学者所注目和研究。

五、东方药物巨典——《本草纲目》

李时珍是明朝伟大的医学家和药物学家。他一面行医，一面研究药物。在实践中，他发现旧有的药物书不但内容少，有的还记错了药性和药效，心想，病人吃错了药多危险啊！于是决心重新编写一部药物书。为了写好这部书，李时珍不但在治病的时候注意积累经验，还走遍了各地名山。白天，他踏青山，攀峻岭，采集草药，制作标本；晚上，他对标本进行分类，整理笔记。几年里，他行程上万里，访问了千百个医生、老农、渔民和猎人。对好多药材，他都亲口品尝，判断药性和药效。

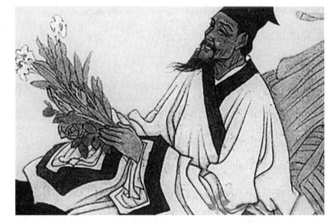

有一次，李时珍经过一个山村，看到前面围着一大群人。走近一看，只见一个人醉醺醺的，还不时地手舞足蹈。一了解，原来这个人喝了用山茄子泡的药酒。李时珍望着笑得前俯后仰的醉汉，记下了药名。回到家，他翻遍药书，找到了有关这种草药的记载。可是药书上写得很简单，只说了它的本名叫"曼陀罗"。李时珍决心要找到它，进一步研究。

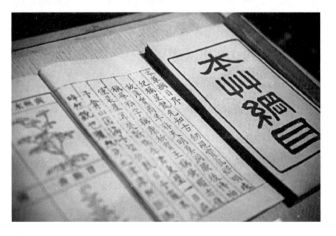

李时珍找到了曼陀罗。他按山民说的办法，用曼陀罗泡了酒。过了几天，李时珍决定亲身体验一下曼陀罗的功效。他抿了一口，味道很香；又抿一口，舌头以至整个口腔都发麻了；再抿一口，不一会儿竟发出阵阵傻笑，手脚也不停地舞动着；最后，昏昏沉沉地失去了知觉，摔倒在地。一旁的人吓坏了，连忙给李时珍灌了解毒的药。过了好一会儿，李时珍醒过来了，大家这才松了一口气。

醒来后的李时珍兴奋极了，连忙记下了曼陀罗的产地、形状、习性、生长周期，写下了如何泡酒以及制成药后的作用、服法、功效、反应过程等等。有人埋怨他太冒险了，他却笑着说："不尝尝，怎么断定它的功效呢？再说，总不能拿病人做实验吧！"听了他的话，大家更敬佩李时珍了。就这样，又一种可以作为临床麻醉的药物问世了。

《本草纲目》是伟大的医药学家李时珍以毕生精力，亲历实践，广收博采，实地考察，历时27年，全面整理总结本草学的心血结晶。全书52卷，约200万言，收药1892种（新增374种），附图1100多幅，附方11 000余首。集我国16世纪以前药学之大成，在训诂、语言文字、历史、地理、植物、动物、矿物、冶金等方面也有突出成就。先后被译为多种文字，对世界自然科学发展做出了举世公认的卓越贡献。

李时珍的成就，首先在药物上采取了"析族区类，振纲分目"的科学分类。把药物分为矿物药、植物药、动物药。又将矿物药分为金部、玉部、石部、卤部四部。植物药一类，根据植物的性能、形态及其生长环境，区别为草部、谷部、菜部、果部、木部等5部；草部又分为山草、芳草、隰草、毒草、水草、蔓草、石草等小类。动物一类，按低级向高级进化的顺序排列为虫部、鳞部、介部、禽部、兽部、人部等6部。这种分类法，从无机到有机，从低级到高级，含有明显的生物进化思想，受到达尔文的高度重视。

《本草纲目》广泛涉及医学、药物学、生物学、矿物学、化学、环境与生物、遗传与变异等诸多科学领域。在化学史上，较早地记载了纯金属、金属、金属氯化物、硫化物等一系列的化学反应；同时又记载了蒸馏、结晶、升华、沉淀、干燥等现代化学应用的一些操作方法。李时珍还指出，月球和地球一样，都是具有山河的天体，"窃谓月乃阴魂，其中婆娑者，山河之影尔"。《本草纲目》不仅是我国一部药物学巨著，也是我国古代的百科全书。正如李建元《进本草纲目疏》中指出："上自坟典、下至传奇，凡有相关，靡不收采，虽命医书，实赅物理。"

第三节　中医四诊法

　　四诊法，是我国战国时期的名医扁鹊根据民间经验和自己多年的医疗实践，总结出来的诊断疾病的四种基本方法，即望诊、闻诊、问诊和切诊，总称"四诊"。

　　望诊，是用肉眼观察病人外部的神、色、形、态，以及各种排泄物（如痰、粪、脓、血、尿、月经和血带等），来推断疾病的方法。

　　闻诊，是通过医生的听觉和嗅觉，收集病人说话的声音和呼吸咳嗽散发出来的气味等信息，作为判断病症的依据。

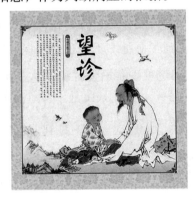 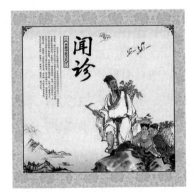

　　问诊，是医生通过跟病人或知情人谈话，了解病人的主观感受、疾病发生及演变过程、治疗经历等情况，作为诊断依据的方法。

　　切诊，主要是切脉，也包括对病人体表一定部位的触诊。中医切脉大多是用手指切按病人的桡（ráo）动脉处（腕部的寸口），根据体表动脉搏动显现的部位、频率、强度、节律和脉波形态等因素组成的综合征象，来了解病人所患病症的内在变化。

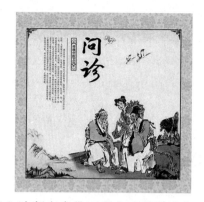
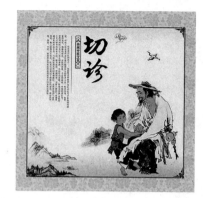

　　以上诊断疾病的四种方法彼此之间不是孤立的，是相互联系的。中医历来强调"四诊合参"，这就是说，必须对四诊收集到的病情信息，进行综合分析，去粗取精，去伪存真，才能作出符合病机发展实质的科学判断。

一、洞察入微的中医望诊

　　扁鹊原名秦越人，是战国时渤海郡郑地人。"扁鹊"原指古代传说中能为人解除病痛的一种神鸟。秦越人医术高超，百姓敬他为神医，便说他是"扁鹊"。渐渐地，扁鹊就成为秦越人的代称了。

　　一次，扁鹊采药到蔡国，蔡桓公宴请扁鹊。扁鹊仔细观察了蔡桓公的气色后说："看大王的样子，已经有了病，不过现在疾病只在肌肤之间，要及时治疗，否则会加重的。"蔡桓公不以为然，说："我感觉很好，吃得香睡得实，哪里有病啊！"五天后，扁鹊再去见他，说道："据我观察，大王的病已到了血脉，不治还会加深的。"蔡桓公仍不相信，而且有些不悦了。又过了五天，扁鹊见到蔡桓公时说："大王的病已经侵袭到了肠胃，不治会更加恶化，那时可就难治了。"蔡桓公十分生气，认为扁鹊是故意吓他以显示自己的医术高明。又是几天过去了，这次扁鹊一见到蔡桓公，一言不发赶紧退了出去。蔡桓公十分纳闷，就派人去问。扁鹊说："初见大王时，病在肌肤之间，这时只要用熨药就可治愈；后来病深入到血脉，可用针刺、砭石之类的方法来治疗；发展到肠胃时，借助药酒、汤剂的力量也能达到。今天，我见到

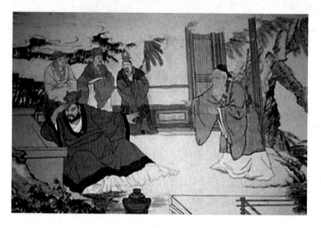

大王，疾病已经深入到了骨髓，无法用药物或其他方法治疗了。我无能为力了。"几天后，蔡桓公开始发病，追悔莫及，忙派人去找扁鹊，扁鹊已经远走他乡了。不久，蔡桓公就死了。

二、奇妙的中医脉诊

唐贞观年间，长孙皇后怀孕十个多月不能分娩，又患重病，卧床不起。虽经太医诊治，但病情一直不见好转。太宗终日愁眉紧锁，坐卧不宁。大臣徐茂功劝谏道："臣早听说华原县（今陕西铜川市耀州区）有位民间医生孙思邈，常到各地采药为群众治病，对妇儿科尤其擅长。疑难杂症一经他手，都能够妙手回春，药到病除。以臣之见，还是将他召进宫来，为皇后治疗才好！"唐太宗当即派遣使臣马不停蹄，星夜奔赴华原县，将孙思邈请进皇宫。

唐太宗立即召见了他，说道："孙先生医术超群，有起死回生之功，皇后身患重病，昏迷不醒，特请先生前来治疗，若能好转，朕定有重赏。"但是，在封建社会，由于有"男女授受不亲"的礼教束缚，医生给宫内妇女看病，大都不能面见患者，只能根据旁人口述，了解情况。孙思邈是一位民间医生，穿着粗布衣衫，皇后的"凤体"更是不能接近的。于是他一面叫来皇后身边的宫娥细问病情，一面要来太医的病历处方认真审阅。随后，他取出一根红线，让宫娥把线的一端系在皇后右手腕上，另一端从竹帘拉出来。原来，孙思邈医术神奇，靠着一根细线的传感，竟能觉察人体脉搏的跳动。根据掌握的情况，孙思邈诊断其为胎位不顺，民间叫作小儿扳心。十个多月不生，实为难产。唐太宗听完以后，问道："孙先生言之有理，但不知如何治疗？"孙思邈答道："只需吩咐宫娥，将皇后的手扶近竹帘，民医在其中指扎上一针即见效果。"于是宫娥将皇后左手扶近竹帘，孙思邈看准穴位猛扎一针。不一会儿，只听得婴儿呱呱啼哭之声。宫娥急急

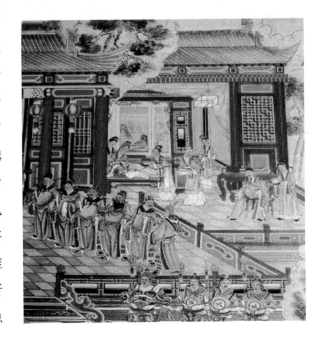

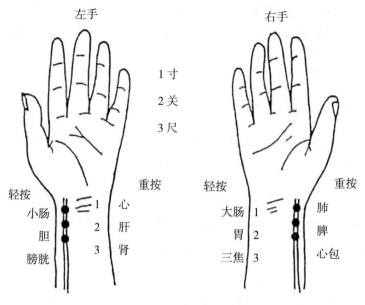

中医脉诊图示

忙忙跑出来说道："启禀万岁，皇后被孙医师扎过一针后，产下皇子，人也苏醒了!"

唐太宗闻言大喜，对孙思邈说："孙先生果真医理精深，医术高妙，确实是当代名医! 今日医好中宫疾病，生了皇子，要算奇功一件。朕有心留你在朝执掌太医院，不知你意下如何?"

孙思邈不愿在朝为官，立志走遍天下为广大百姓施药治病，唐太宗深为孙思邈的高尚品德所感动，同文武百官将他送出皇城，任他去名山大川采集药材，任何人不得阻拦。自此，孙思邈深入民间救死扶伤，撰写《千金方》济世活人。

第四节　中医经络学说

　　1027 年，北宋著名医学家、翰林院医官及太医局教授王惟一，研制出两具真人大小的铜人。为什么他要制作这两个铜人呢？

　　原来，自从晋代皇甫谧写成《针灸甲乙经》之后，许多人开始学习经络和穴位知识，但是只依靠文字描述或简单的平面图，想准确地找到穴位谈何容易！王惟一在太医局从事培养医生的工作，对实际教学中使用的针灸图很不满意。经过反复思考，他决定设计一个铜人模型，在上面标明穴位与经络走向。但铸铜人既需人力，又耗物力，于是他将自己的想法向皇帝奏明。宋仁宗很快就批准了，由政府组织当时最好的铸造佛像的尼泊尔工匠进行加工。当王惟一与工匠们讨论铸造问题时，一位老师傅说："王医官，这个实心铜人又重又费料，不如改成空心的吧。"这个建议给了王惟一很大的启发，他想：既然做成空心的，何不再加上五脏六腑，让它更像个真人呢。就这样，经过多次改进，两具针灸铜人终于在 1027 年铸造成功。当时正是天圣年间，所以又称为"天圣铜人"。

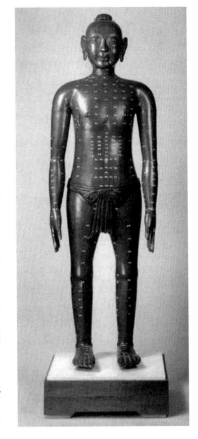

　　铜人与真人一般大小，姿态端正，躯体四肢共有十二断片，可以拆拼。体腔内装配有五脏六腑，

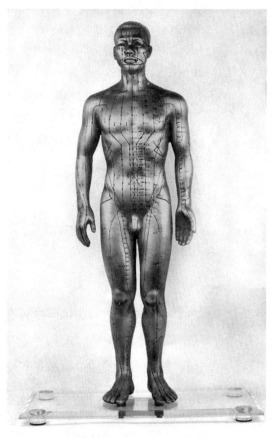

连膈膜、脉络也十分清楚。铜人体表刻有经络和腧穴，共有穴位 354 个，每个穴位都是中空的小孔。可以向铜人体内灌入水或水银，然后用蜡涂封，使铜人外表光洁，看不见穴孔。考试时让学员取穴试针，若刺中穴位，则水随针出；若取穴不准，针会扎不进去。这种方法生动直观，很受大家欢迎，铜人模型也被称为中国医学史上的第一部教学用具。

经络学说是中医理论体系中重要的组成部分，是以古代的针灸、推拿、气功等医疗实践为基础，经过漫长的总结提炼，并结合当时的解剖知识和脏象学说，逐步上升为理论的。经络系统由十二正经、奇经八脉、络脉、经别、经筋、皮部和腧（shù）穴等组成。经络沟通于脏腑、组织、器官与体表之间，将人体联结为一个有机的整体，使各部分的功能活动得以协调和平衡。

经络是经脉和络脉的总称。经，有"路径"的意思，经脉贯通上下，沟通内外，是经络系统的主干，是人体这座城市中的交通主干道。络，有"网络"的意思，是经脉的细小分支，纵横交错，遍布全身，就像城市中的小街道、胡同。经络是看不到的，就像无线电一样。针灸时你能感觉到信号在经络里的传输，那个信号就是流动着的"气"。

第五节　中医理论中的气

气是构成人体和维持生命活动的精微物质。人体的气是多种多样的，根据其组成部分、分布部位和功能特点之不同，主要分为以下几种：元气、宗气、营气、卫气。

一、元气是人体最根本、最重要的气，是人体生命活动的原动力

1. 生成与分布：元气主要由肾的先天之精所化生，通过三焦而流布于全身。

2. 生理功能：一是推动和调节人体的生长发育和生殖功能，二是推动和调控各脏腑、经络、肢体、官窍的生理活动。

元气是元帅。元气在人体内的作用是统帅全身其他的"气"。如果失去了元帅，则群龙无首，体内就会出现气机紊乱。

二、宗气是由谷气与自然界清气相结合而积聚于胸中的气，属后天之气的范畴

1. 生成与分布：一是脾胃运化的水谷之精所化生的水谷之气，二是肺从自然界中吸入的清气，二者相结合生成宗气。

2. 生理功能：行呼吸、畅气血和资先天。

宗气是主力部队。宗气来源于人的呼吸，吸气入肺以后，其中的精锐部分归入兵营，变为士兵——宗气。元气依靠宗气而强大，正所谓无兵则帅孤。

三、营气是行于脉中而具有营养作用的气

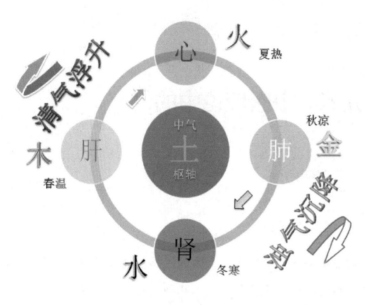

1.生成与分布：来源于脾胃运化的水谷精微物质。

2.生理功能：化生血液和营养全身。

营气，又叫营阴，是军队里的女兵，由于性格柔润，能够温暖、滋养全身皮毛。营气行于脉中，卫气行于脉外，二者位置不同。

四、卫气是行于脉外具有保卫作用的气

1.生成与分布：来源于脾胃运化的水谷精微物质。

2.生理功能：防御外邪、温养全身和调控腠理。卫气能够调节控制腠理的开阖，促使汗液有节制地排泄。

卫气是边防战士。卫气由宗气中强悍的战士组成，坚守在人的体表，防止外来病邪入侵。

古人认为"气"是客观存在的物质，是构成大自然最基本的元素。

"气"的运动变化是永恒的、无形的。

人需要不停地呼吸，吸入新鲜的气，同时把旧的气呼出去。当我们用力吹气的时候，会把桌上的纸和尘土吹起，这就可以证明气的存在。古人说"人活一口气"，所以在判断一个人是否死亡时，常把棉絮放在人的鼻孔旁边，看棉絮是否动；如果棉絮不动，说明人的"气"没有了，呼吸停止了。所以有这口气，是活人，没这口气，人就死了。可见气对人的重要性。

气是构成人体和维持生命活动的基础物质，我们一时一刻都不能离开它。

第六节　中医药的剂型

　　公元 1076 年的一天早晨，北宋首都东京（现河南开封）城南一家大型药店热热闹闹地开张了。这是我国，也是世界上第一家国营药店，它的名字叫熟药所。此后，东京东城、西城、北城的三家熟药所也相继开业售药。熟药所到底有什么制胜法宝，能够在短时间内名震京城呢？

　　原来，熟药所根据市场需求，特别推出了丸、散、膏、丹等传统中成药，中成药使用方便又容易保存，质量上乘，很受老百姓青睐。这些中成药都是由熟药所专

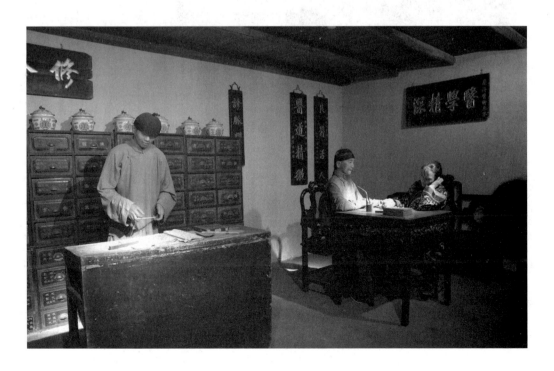

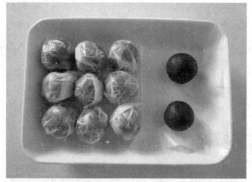

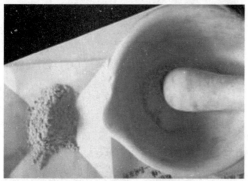

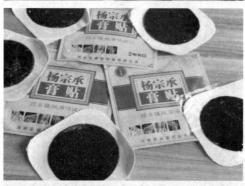

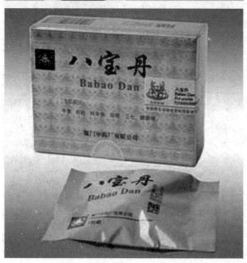

门配制药物的人研制。有些中成药历经数百年检验，疗效良好，直到今天还在使用。熟药所是官府开办的售药机构，从药材的收购、检验、管理到中成药制作过程的监督，都有专人负责。熟药所不仅规章制度健全，而且昼夜营业，由工作人员轮流值班。遇到有急病的患者，如果耽误买药，要给予杖打一百下的处罚。

此外，为了吸引顾客，同时体现政府对民间疾苦的关心，熟药所还经常给老百姓免费发放药物，包括夏季防暑的凉茶、冬季防冻的唇膏和擦手油等。后来，为了体现政府开办药店就是为了方便百姓买药的宗旨，熟药所改名为"惠民局"，就是给老百姓带来实惠的意思。传统中成药主要包括丸、散、膏、丹等剂型。

丸剂是圆粒状的药丸。因所使用的辅助材料不同，又分为水丸、蜜丸、糊丸等。丸剂不仅服用方便，而且贮存时间也比较长。丸药在身体内分解需要一定的时间，停留时间也比较长，所以适用于患慢性疾病需长期服药的人使用。

散剂是研成细末的药粉。在儿科中经常使用散剂，因为小孩药量小，而且可以很方便地将药粉混在食物中，以免孩子嫌苦把药吐出来。

膏剂既有外敷的膏药，也有煎熬成黏稠状的内服膏药。内服膏剂，是将药

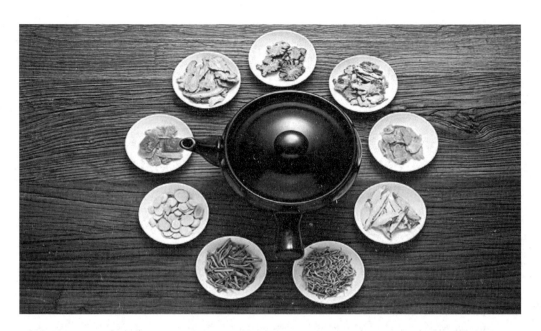

材反复煎熬，去渣后熬汁成膏状；外用膏剂，由药物细末或提取的有效成分与基质（植物油、动物油、矿物油、石蜡等）混匀而成。

丹剂最初是指用矿物质炼制的成药，是伴随着炼丹术出现的。后来，人们为了强调某些成药的突出功效，或因为方中含有贵重药品，也将其称之为丹，如大活络丹等。

随着科学技术的发展，除了这些传统中成药剂型，新的中成药剂型也不断出现，包括颗粒剂、口服液等，使中成药的使用更加便利。

第七节　中国古代十大名医及其成就

祖国医学源远流长，博大精深。在我国医学发展史上，出现过许多杰出的医学家，他们以崇高的医德和高超的医术救死扶伤，为当时和后世的人所崇敬。下面给大家介绍古代十大名医及其成就。

一、扁鹊——中医医祖

扁鹊（前 407—前 310），姓秦，名缓，字越人，尊称扁鹊，号卢医。扁鹊是战国时著名医学家，居中国古代医学家之首。

扁鹊是中医学的开山鼻祖，世人敬他为神医，从司马迁的不朽之作《史记》及先秦的一些典籍中，可以看到扁鹊既真实又带有传奇色彩的一生。扁鹊创造了望、闻、问、切的诊断方法，奠定了中医临床诊断和治疗方法的基础。扁鹊所处的年代，正是生产力迅速发展和社会激烈变革的年代，也是人才流动、人才辈出的时代。为增强实力，各国都在笼络有用之才。秦国地处西陲，被中原诸侯以夷狄待之。为了改变这种状况，秦国的几位先公先王，非常重视从东方各国招徕人才。秦国除重视治理国家的人才外，对医生也很尊重。各国名医纷纷来到秦地，扁鹊就是在这种情

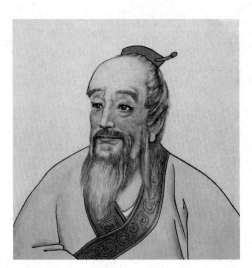

况下成为秦人的。

扁鹊精于内、外、妇、儿、五官等科，应用砭刺、针灸、按摩、汤液、热熨等法治疗疾病，被尊为医祖。相传扁鹊曾救治虢太子，扁鹊死后，虢太子感其再造之恩，收其骨骸而葬之，扁鹊墓位于今山西省永济市清华镇东。

扁鹊一生游历四方，去过很多地方，因此对扁鹊的籍贯有一些争议。有古书记载他是战国时期魏国三川郡（今河南省安阳市汤阴县）人。唐朝张守节《史记正义》引《黄帝八十一难》说："（秦越人）家于卢国，因命之曰卢医也。"卢国，在今山东长清。此外还有渤海郡（在今山东省中南部和西北部）、郑（在今河南省郑州市一带）等说法。创有《难经》、四诊法（即望、闻、问、切），是中医基础理论奠基人之一。

二、华佗——外科鼻祖

华佗（约2世纪—3世纪初），字元化，沛国谯（即今安徽省亳州）人。他年轻时，曾到徐州一带访师求学，"兼通数经，晓养性之术"。沛相陈圭推荐他为孝廉，太尉黄琬请他去做官，都被他一一谢绝，其一生专志于医药学和养生保健术。他行医四方，足迹与声誉遍及安徽、江苏、山东、河南等省。曹操闻听华佗医术精湛，征召他到许昌做自己的侍医。曹操常犯头风，经华佗针刺治疗而痊愈。但华佗为人耿直，不愿随侍在曹操左右，甚至认为作侍医是可耻的职业。于是托词妻子有病，以回家取方药为由而一去不返。曹操

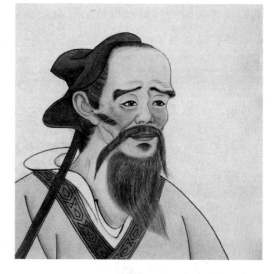

多次写信催促华佗，又令当地郡县把华佗遣还，最后派人偷偷察看，才知华佗不愿为侍医，遂将华佗逮入狱中。有人向曹操请求宽恕华佗，曹操不听劝说，竟残忍地将其杀害了。

华佗生前著有医书，临死时拿出一卷交给狱吏，狱吏不敢接受，华佗遂将书稿焚毁。此乃千古之憾事。历代托华佗之名而出的医书有数种，旧题华佗所著的《中藏经》中，记载有华佗的一些学术经验与方术及药剂。

华佗在医学上兼通各科，尤以外科最负盛名，被后世誉为"外科学鼻祖"。《后汉书·华佗传》记载，华佗"精于方药，处剂不过数种；心识分铢，不假称量，针灸不过数处。若疾发结于内，针灸所不能及者，乃令先以酒服麻沸散，既醉无所觉，因刳破腹背，抽割聚积。若在肠胃，则断截湔洗，除去疾秽，既而缝合，傅以神膏，四五日创愈，一月之间皆平复。"流传下来的医案有数十则，具体地反映了华佗高明的诊疗医术，涉及内、外、妇、产、儿、五官、针灸等科。他因病制宜，采用各种不同的疗法。他以手术治愈了肠痈、脾半腐等病，使病人转危为安。他善辨证施治，采用刺血疗法治愈了头晕目眩、视物不清的病症。当华佗成功地应用麻沸散麻醉病人进行腹部手术时，世界其他国家的外科麻醉术尚处于摸索阶段。

华佗对养生和预防保健尤为注重，并身体力行，在理论和实践方面有独到之处。华佗"晓养性之术，年且百岁，而犹有壮容，时人以为仙"。他对弟子说："人体欲得劳动，但不当极耳。动摇则谷气得消，血脉流通，病不得生，譬如户枢终不朽也。"（《后汉书·华佗传》）他总结并创造"五禽之戏"，仿鹿、熊、虎、猿、鸟的动作，时常习练，可祛病强身。身体若有不适，做一禽之戏，汗出，即感轻松。华佗还重视节欲保健，创制了具有抗衰老作用，久服可利五脏、轻身、乌发的药物。

三、张仲景——中医医圣

张仲景（150—219），名机，字仲景，东汉南阳郡人（今河南南阳）。据史料记

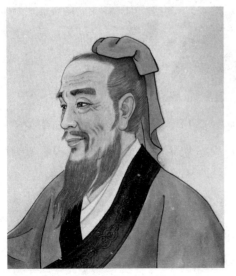

载，仲景少年时"学医于同郡张伯祖，尽得其传"。汉献帝初，张仲景被举孝廉，建安年间官居长沙太守。著《伤寒杂病论》16卷，约成书于3世纪初（200—210），是世界上第一部系统的临床医学理论著作。融理法方药为一体，开辨证论治之先河，创中医临床医学之体。自唐代以来，仲景学说传播于世界各地，在国际医学界享有崇高声誉。日本、朝鲜等国人民称他为医学"先师"，我国则敬之为"医圣"。有"医门之仲景，

儒门之孔子"的说法。

张仲景根据自己多年辨证论治的经验写成《伤寒杂病论》，系统总结了汉朝以前的医学理论和临床经验，是我国第一部临床治疗学巨著，记载了疾病的治疗原则和传染病、杂病的治疗方法，奠定了中医治疗学的基础。该书把病症分成若干条目，每条先介绍临床表现，然后根据辨证分析，定为某种症，最后根据症提出治法与方药。为中医辨证论治建立了较为系统的理论体系，使中华民族的传统医学独具特色而自立于世界医学之林。与《黄帝内经》共同奠定了中医学的理论体系，使中医成为一门完整的科学。清代的《医宗金鉴》评价该书："古经皆有法无方，自此始有法有方，诚医门之圣书。" 在流传过程中，有所散失，唐宋以后，被分编为《伤寒论》和《金匮要略》，两书与《黄帝内经》《神农本草经》并称为"中医四大经典"。中外学者整理、注释、研究、发挥《伤寒论》《金匮要略》而成书的已超过一千七百余家，留下了近千种专著、专论，这在世界医学史上亦属罕见。

张仲景是中医临床医学的奠基人，他所撰写的《伤寒杂病论》及其辨证论治思想，在今天的临床实践方面具有广泛的指导意义，张仲景的学术思想和丰富的临床经验已成为全人类的共同财富。

四、皇甫谧——针灸鼻祖

皇甫谧（215—282）魏晋时期医学家，幼名静，字士安，自号玄晏先生。安定朝那（今甘肃平凉，一作灵台）人，后随其叔父移居至河南新安（今河南渑池县附近）。其曾祖是汉太尉皇甫嵩，但至皇甫谧时，家境已清贫。而他儿时不好学，直到二十岁以后，才发愤读书，竟至废寝忘食，终于成为当时著名的学士。《晋书·皇甫谧传》说他"有高尚之志，以著述为务"。林亿在校《甲乙经》的序言中称他"博综典籍百家之言，沉静寡欲"。

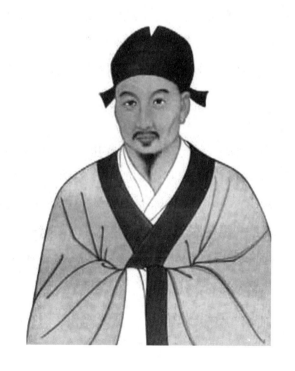

晋武帝曾征召他入朝为官，他婉言辞绝。在他的《释劝论》中，表达了爱好医术的愿望，对古代医家扁鹊、仓公、华佗、张仲景的仰慕之情，深恨自己"生不逢乎若人"。晋武帝爱惜其才华，赐给他很多书。由于他身体羸弱，加之长年劳累，也卷入当时社会流行的服食之风，后来竟罹患风痹，右脚偏小，十分痛苦，几至自杀。自此立志学医，习览经方，遂臻其妙。对此，他不无感慨地说："若不精通医道，虽有忠孝之心，仁慈之性，君父危困，赤子深心，无以济之，因此圣人所以精思极论，尽其理也。由此言之，焉可忽乎？"

在原有的医学理论基础上，他将《灵枢经》《素问》《明堂孔穴针灸治要》三部书中的针灸术，加以整理归纳，使其"事类相从，删其浮辞，除其重复，论其精要"，编成《针灸甲乙经》，成为我国医学史上第一部针灸学专著，为历代研习针灸学的必读课本。

皇甫谧仅以"百日"的治疗，就把自己的风症及耳聋症治愈。为了著述能条理分明，便于读者寻检，他着实下了一番苦功。王焘认为皇甫氏"洞明医术"，认为他的这部著作为"医人之秘宝，后之学者，宜遵用之"。《四库总目提要》盛赞皇甫氏这部著作"与《内经》并行，不可偏废"。除《针灸甲乙经》外，皇甫谧还有不少文史方面的著作，其中影响较大的有《高士传》《逸士传》《玄晏春秋》《帝王世纪》等。

皇甫谧博学多才，经史及文学等都有很高的造诣。他还是我国第一个研究人口问题的学者。中年刻苦钻研医学，编著的《针灸甲乙经》总结了晋以前的针灸学成就，是针灸学的经典著作。因此，他被认为是中医针灸的第一位集大成者。

五、葛洪——急症先驱

葛洪（283—343），字稚川，号抱朴子，人称"葛仙翁"，丹阳句容（今江苏省句容县）人。晚年隐居于广东罗浮山中，既炼丹、采药，又从事著述，直至去世。对他的一生，明代陈嘉谟在《本草蒙筌》中引用了《历代名医像赞》的一首诗来概括："隐居罗浮，优游养导，世号仙翁，方传肘后。"但这只说出了他炼丹采药、隐逸求仙的一面。其实，他是古代鼎鼎有名的科学家，在医学和制药化学上有许多重要成就，在文学上也有许多卓越的见解。他的著作，约有五百三十卷，大多散佚，流传至今的主要有《抱朴子》和《肘后救卒方》。

葛洪治学严谨，几十年如一日，自经史百家到杂文短章，广泛涉猎。葛洪不但

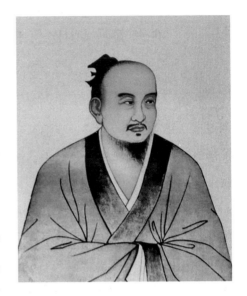

重视书本知识，而且重视实践经验。他叔祖葛玄，在吴之时，炼丹学道，有一套本事，曾授给弟子郑隐。葛洪知道后，就去拜郑隐为师，把那套本事学了过来。到了广东，他又拜南海太守鲍靓为师。鲍靓精于医药和炼丹术，见葛洪虚心好学，年轻有为，不但把技术毫无保留地传授给他，还把精于灸术的女儿鲍姑也嫁给了他。

　　葛洪在向书本和同代人学习的同时，特别注重对客观事物作深入细致的观察，这是他在学术上有所发现的重要条件之一。《肘后方》记载了他对各种病症长期观察的结果，其中有许多是医学文献中最早的记录。例如，书中记载了一种叫瘈犬咬人引起的病症，病人非常痛苦，只要受到一点刺激，听到一点声音，就会抽搐痉挛，甚至听到倒水的声音也会抽风，因此，有人把这种病叫作"恐水病"。葛洪首创应用狂犬脑组织敷贴患者创口上，治疗狂犬病的方法（狂犬脑组织含有抗狂犬病物质，到19世纪法国巴斯德才作了实验证明）。书中对天花（天行斑疮）症状、结核病（尸注、鬼注）等的记载，都是医学文献中最早的记录。他不仅明确记载了病状和发病过程，而且还准确无误地指出它们的传染性。所以，称他为"传染病学专家"，一点也不过分。他以青蒿绞汁治疗疟疾的经验，成为今日青蒿素抗疟药发明的原因。葛洪治学除了重视读、问、看外，还十分重视实验，这充分表现在他对炼丹术的研究上。葛洪继承和发展了前人的成果，把炼丹术具体化、系统化了。他在罗浮山，日夜厮守丹炉，进行了许多实验，表现出孜孜不倦地求实精神。

　　根据《抱朴子·内篇》记载，葛洪曾做过汞与丹砂还原变化的实验。他在书中说："丹砂烧之成水银，积变又还成丹砂。"丹砂，又名朱砂，就是红色的硫化汞。将它加热后，分解出汞（水银），汞与硫化合，又生成硫化汞。这可能是人类最早用化学合成法制成的产品之一，是炼丹术在化学上的一大成就。葛洪还在实验中发现了多种有医疗价值的化合物和矿物药。至今，中医外科普遍使用的"升丹"、"降丹"，正是葛洪在化学实验中得来的药物。葛洪的炼丹术，后来传到西欧，成为制药化学发展的基石。

六、孙思邈——中医药王

孙思邈（约581—682），京兆华原（今陕西耀州区）人，唐代医学家。孙思邈从小多病，为筹汤药费用几乎荡尽家财，但他又非常聪明，坚持攻读经史百家和医学等科学知识。孙思邈一生淡泊名利，隋文帝曾征召他为国子监博士，唐太宗要授他爵位，唐高宗让他做谏议大夫，他都谢绝了，他的志向是做一名济世活人的医学家。

孙思邈除手不释卷地学习医学著作外，还特别注意向民间寻求经验，广泛搜集单、验方。他坚持预防为先的原则，坚持辨证施治的方法，认为人若善摄生，当可免于病。只要"良医导之以药石，救之以针剂"，"体形有可愈之疾，天地有可消之灾"。并提出"存不忘亡，安不忘危"，强调"每日必须调气、补泻、按摩、导引为佳，勿以康健便为常然"。他提倡讲求个人卫生，重视运动保健，提出了食疗、药疗、养生、养性、保健相结合的防病治病主张。

孙思邈还很重视研究常见病和多发病。如山区人民由于食物中缺碘，易患甲状腺肿大病（俗称粗脖子），他就用海藻等海生植物和动物的甲状腺来治疗，具有较好的效果。他对脚气病做了详细的研究，首先提出用谷白皮煮粥常服可以预防，该药物含有丰富的维生素 B_1，效果很好。孙思邈还总结出治疗痢疾、绦虫、夜盲等病症的特效药方。孙思邈亲自采集药材，研究药物性能。他认为适时采药极为重要，

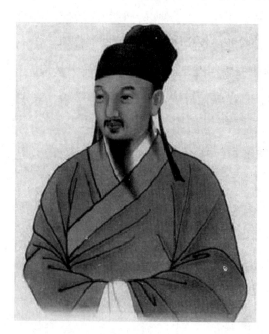

早则药势未成，晚则药势已竭，依据丰富的药学经验，确定出233种中药材适当采集的时节。

孙思邈非常注重医生的道德修养，"大医精诚"被奉为医德规范，强调医生要把病人的痛苦当成自己的痛苦。有人来请出诊，不管昼夜寒暑，不怕路途艰险，不顾饥渴疲劳，要一心赴救。他认为医学是广大精微的事业，只有刻苦钻研，精勤不倦，才能成为真正的医生。孙思邈主要著作为《备急千金要方》30卷和《千金翼方》30

卷，其他还有《千金髓方》《福禄论》《摄生真录》《枕中素书》《会三教论》《太常分药格》等多种，均佚失。孙思邈对医学的巨大贡献，使他受到人民群众的爱戴，被奉为"药王"。

他创立了从方、证、治三方面研究《伤寒杂病论》的方法，开后世以方类证的先河。《千金要方》是我国最早的医学百科全书，从基础理论到临床各科，理、法、方、药齐备。《千金要方》是对方剂学发展的巨大贡献，书中收集了从张仲景时代直至唐代的临床经验，历数百年的方剂成就，显示出孙思邈博极医源的精湛医技。后人称《千金方》为"方书之祖"。

七、钱乙——儿科之圣

钱乙（1032—1113），字仲阳。原籍浙江钱塘，祖父时北迁，遂为东平郓州（今山东郓城县）人。钱乙的一生，在治学上最突出的地方，就是"专一为业，垂四十年"。

古代医家称小儿科为哑科，认为治小儿病最难。因为小儿脉微难见，诊察时又多惊啼，靠脉诊难以辨证；小儿骨气未成，形声未正，悲啼喜笑，变态无常，靠望诊了解病情也有困难；小儿不能言语，言语亦未足取信，凭问诊了解病情更难；小儿脏腑柔弱，易虚易实，易寒易热，用药稍有不当，足以使病情复杂化。钱乙在行医过程中，也深感小儿病难治。他说："脉难以消息求，证不可言语取者，襁褓之婴，孩提之童，尤甚焉。"为了攻克这道难关，他花了将近四十年时间，直至功成业就，为我国小儿科医学专业发展奠定了坚实的基础。

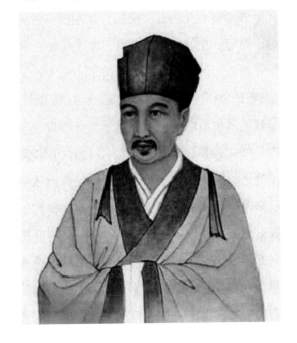

钱乙自幼就"从吕君问医"，精勤好学，认真钻研《内经》《伤寒论》《神农本草经》等。特别是《神农本草经》，他"辨正阙误"，所下功夫很深。有人拿不同的药请教他，他总是从"出生本末"到"物色名貌"的差别，详详细细地解答。事后一查本草书，果然"皆合"。此外，他把古今有关儿科资料——采辑，加以研究。据史书记载，扁鹊曾为小儿医，东汉卫汛著有《颅囟经》，惜已失传。巢元方的《诸病源候论》，孙思邈的《千金方》，也有关于儿科病的记载。到宋初，有人托名古代师巫撰《颅囟经》二卷，谈到了小儿脉法，病证诊断和惊痫、疳痫、火丹（即丹毒）、杂证等的治疗方法。钱乙对这部书反复研究，并用于临床，收到疗效。受《颅囟经》"小儿纯阳"之说的启发，结合自己的临床实践，他摸索出一套适应小儿科的"五脏辨证"法。因此，阎季忠称他"治小儿概括古今，又多自得"。

钱乙善于化裁古方，创制新方。如他的六味地黄丸，由熟地黄、山药、山茱萸、茯苓、泽泻、丹皮组成，原是张仲景《金匮要略》所载的崔氏八味丸，即八味肾气丸（干地黄、山茱萸、薯蓣、泽泻、丹皮、茯苓、桂枝、附子）的加减化裁，用来作儿科补剂。这一思路为后世倡导养阴者所借鉴。如名列金元四大家的李东垣的益阴肾气丸，朱丹溪的大补阴丸，都由此方脱化而来。因此，有人认为钱乙是滋阴派的先驱。此外，钱乙还创制了许多有效的方剂，如治痘疹初起的升麻葛根汤，治小儿心热的导赤散，治小儿气急喘嗽的泻白散，治肝肾阴虚、耳鸣、囟门不合的地黄丸，治脾胃虚寒、消化不良的异功散，治肺寒咳嗽的百部丸，直到治疗寄生虫病的安虫散、使君子丸等等，迄今还是临床常用的名方。

钱乙根据小儿"五脏六腑，成而未全，全而未壮"的生理特点和"易虚易实，易寒易热"的病机特点，逐步摸索出一整套的诊治方法。在诊断上，他主张从面部和眼部诊察小儿的五脏疾病，如左腮赤者为肝热，眼内赤者为心热，目无光者为肾虚，等等。在处方用药方面，力戒妄攻、误下与峻补，主张"柔润"的原则。

钱乙经过深入钻研，摸清了小儿病诊治的规律，积累了丰富的临证经验，著有《伤寒论发微》五卷，《婴孺论》百篇等书，但皆散佚不传。现存《小儿药证真诀》是钱乙逝世后六年，由他的学生阎季忠（一作考忠）将他的医学理论、医案和经验方，加以搜集、整理，于公元1119年编成的。此书共三卷，上卷言证，中卷为所治病例，下卷为方剂。该书最早记载辨认麻疹法和百日咳的证治；最早从皮疹的特征来鉴别天花、麻疹和水痘；记述多种初生疾病和小儿发育营养障碍疾患，以及多种有效方剂；还创立了我国最早的儿科病历。此书为历代中医所重视，列为研究儿科必读之书。它不仅是我国现存最早的第一部系统完整的儿科专著，也是世界上最早的儿科专著。《四库全书目录提要》称其为"幼科之鼻祖，后人得其绪论，往往有回生之功"。

八、朱震亨——滋阴派创始人

朱震亨，字彦修，生活于公元1231—1351年。元代金华（今浙江省义乌市）人，家居于丹溪，被后人尊称为丹溪翁，亦称为朱丹溪。根据多年临床实践，朱氏自创新说，自成一家之言，创立了著名的"阳常有余，阴常不足"及"相火论"学说，并于杂病提出了以气、血、痰、郁辨证治疗的方法，被誉为金元四大家之一。著有《格致余论》《局方发挥》《金匮钩玄》《本草衍义补遗》等。此外，世上流传的丹溪之书亦很多，其中以《丹溪心法》《丹溪心法附余》最具代表性，但均非丹溪本人所著，系后人据朱氏临床经验整理而成。

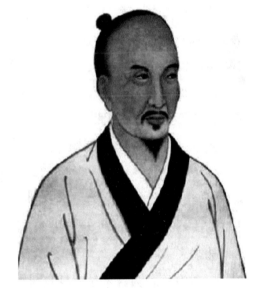

朱氏言火，从哲学高度阐发医理，应用于人，则人身之动，均为火之所为，并非仅指温热而言。朱丹溪的这番议论，强调了正常人体亦有火的存在，通过生命的各种活动表现出来，故其归纳为"凡动属皆火"，实则直指人体阳气。但存在于人身之火，朱氏又分为君火与相火。所谓君火，是有形之体与无形之气相互化生而成，心脏在五行属火，称其阳气为君火。相火由虚无而生，是产生人体形气之本源，寄位于肾，藏而不露，既不易衰，又不宜妄动，不同于隶属五行的心火，故称之为相火。

朱氏运用天人相应的理论，通过分析天地、日月、阴阳的状况，认为人身之阴常不足而阳常有余。因此，人身的阴精应当时时虑其不足，不能任意耗伤。若要防止阴精耗伤，就要防止相火妄动。心神要保持安宁，不为外物所惑。饮食不宜肥甘太过，以防生痰化火，生湿化热，使人身之湿热过重而耗伤阴精。总之，朱氏从病机角度强调了内伤饮食、七情等，均可使相火妄动而阴精耗伤，使人体阳有余阴不足的偏盛偏衰之象加重，从而产生各种疾病。

朱丹溪治疗热病，将虚火和实火分别对待。提出实火可泻的原则，或用黄连解毒汤，或用大黄、芒硝、冰水之类正治。对于火盛而体虚之人，认为不可骤用凉药，应用从治或反佐之法，兼用生姜之类以温散。对于火邪内郁不得宣泄之症，可以采用发散方法治疗。至于虚火，属阴虚火动，宜滋阴降火，可用四物汤加黄柏、知母之类。另外朱氏还创立了大补阴丸（熟地黄、龟板、知母、黄柏、猪脊髓）以泻火补阴。若属虚火上炎，虚阳浮越者，朱氏又提出用附子末口津调涂涌泉穴以引火归元。对于气虚而阴火盛者，可采用东垣之法益气升阳泻火，选用人参、白术、生甘草之类。

朱丹溪认为，郁是很多疾病产生的重要原因，"气血冲和，百病不生，一有怫郁，诸病生焉。故人身诸病多生于郁"。朱氏将人身之郁分为六种，即气郁、血郁、湿郁、痰郁、火郁、食郁。其中，又以气郁最为关键。朱氏创立了越鞠丸以统治六郁，方中用香附治气，川芎治血，栀子清火，苍术治痰湿，神曲治食，其中以香附为主要成分。对于痰证的治疗，朱丹溪提出"治痰法，实脾土，燥脾湿是治其本"，"善治痰者，不治痰而治气"的基本法则，并针对痰的不同性质，病症的不同部位，结合体质的盛衰，加减化裁。如湿痰者加用苍白术，热痰者加用青黛、黄连、黄芩，食积成痰者加用神曲、麦芽、山楂，风痰者加用南星、白附子、僵蚕，老痰者加用海石、半夏、瓜蒌、香附等。

朱丹溪提出了"相火论"、"阳有余阴不足论"，他的火热症、杂病的证治经验，对明、清医学的发展有很深刻的影响。后世医家在养阴、治火、治痰、解郁等方面的成就，与丹溪的启发是分不开的。明代诸医家，如赵震道、赵以德、王履、戴原礼诸人，均师承其学。另有虞搏、王纶、汪机、徐彦纯等亦接受其学术思想，甚至远传海外，为日本医学家所推崇。丹溪所创之学说逐渐发展成一个学术流派——丹溪学派，朱丹溪则是这个学派的首创者。

九、李时珍——东方达尔文

李时珍（1518—1593），明代伟大的医药学家、博物学家。字东璧，号濒湖，湖北蕲春人。李时珍出生在一个世医家庭，父亲李言闻系当地名医，李时珍受父亲的影响极深。他从小喜爱医药，虽经父亲督促，精读四书五经、坟典传奇，但却无心功名，走上了研究医药、发展自然科学的道路。

李时珍最伟大的成就是编纂了《本草纲目》。这是我国古代具有世界影响的博物学著作。《本草纲目》一书中，李时珍在每一种药物之下，采用"正误"的方式对前人的错误进行纠正和辨析，其中绝大多数是言之有据、符合科学道理的。这一体例在本草学上是创造性的，证明他在自然科学方面的渊博知识和扎实功底。为了使药物发挥更大的治病作用，他主张用人工改变药物的自然性能。如对药性下沉的药物，以酒为引，使其上升至巅顶；而升浮之药则以咸寒药为引直达下焦。他指出人不仅能够"窥天地之奥"，还具有"达造化之权"的能力。李时珍以科学精神批判服食，痛恨迷信神仙之说。如在谈到古代以金银服食时，认为"血肉之躯，水谷为赖，何能堪此金石重坠之物，久在胃肠乎。求仙而丧生。可谓愚也矣"（《本草纲目·金石部·金》）。又说："（银）性刚戾，服之能伤肝是也。抱朴子云银化水服可成地仙者，亦方士谬言也，不足信"（《本草纲目·金石部·银》）。认为所谓可以居住水中，步履水上，都是"邪说""幻诞之谈"。他斥《本经》、葛洪等关于服食的论述为"误世之罪，通乎天下"，认为药物"治病可也，服食不可也"（《本草纲目·兽部·伏翼》）。

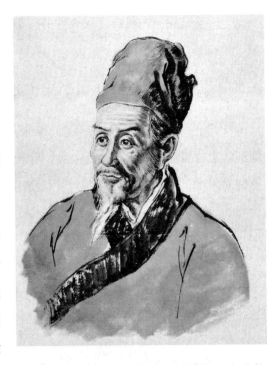

　　李时珍不仅是一位药物学家，也是一位博物学家。他对于生物、地质等学科很有研究，对化学、天文、历法、气象也有一定的心得。李时珍更是一位高明的医学家，在自己的著作中，载有相当多的验案，均为其治病之记录。他在自然科学各方面的成就，使他在医疗活动中，取得较好的疗效，一度应召入太医院。他坚实的理论基础，来自《内经》《难经》《伤寒论》等经典医著，但他的唯物主义态度及朴素的辩证法思想使他更加尊重《内经》。他受金元四家的影响极大，特别推崇张元素、李东垣的医疗思想，认为张元素"大扬医理，灵素之下，一人而已"。他把药物学上的成就，灵活运用到治疗学上，除去遵循传统的医学理论进行严格的辨证论治以外，特别重视分析药物的归经，讲究性味，丰富和发展了本草学。李时珍对脉学、经络学也都有较深的理解，他的著作除去《本草纲目》，还有《濒湖脉学》《奇经八脉考》等。李时珍以简洁明了的诗句，概括总结了中医常用的脉象，便于初学记诵，利于普及脉学知识；《濒湖脉学》曾被译为德文，在国外出版；《奇经八脉考》则是对十二正经以外的经络系统的总结。

李时珍是我国古代具有代表性的科学家，在国内外享有崇高的声誉和很大的影响。

十、叶天士——温病学派奠基者

叶天士（1667—1746），名桂，号香岩，别号南阳先生，江苏吴县人，清代杰出的医学家，温病学派主要代表人物。叶天士生于医学世家，祖父叶时、父亲叶朝采都精通医术，尤其以儿科闻名。叶桂12岁开始从父学医，14岁时，父亲死了，于

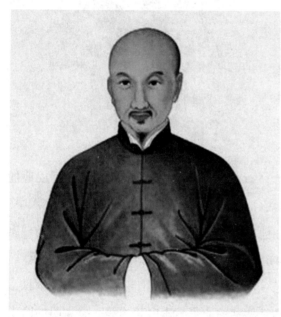

是怀着失去亲人的痛苦，拜父亲的门人朱某为师，专习医术。叶天士聪慧过人，悟超象外，一点即通；尤其虚心好学，凡听到某位医生有专长，就执弟子之礼而请教，十年之内，求学于十七个老师，如此日久功深，一朝融会贯通，医术突飞猛进，名声大震。尚书沈德潜曾为他立传，称"以是名著朝野，即下至贩夫竖子，远至邻省外服，无不知有叶天士先生，由其实至而名归也"（《沈归愚文集·叶香岩传》）。

叶氏不仅精通医术，而且治学讲求宏搜博览，精细严谨，认为"学问无穷，读书不可轻量也"。故虽享有盛名，却手不释卷，广采众长。稽璜"序"云："先生之名益高，从游者益众，先生固无日不读书也。"其为人"内外修备，交朋忠信。以患难相告者，倾囊助之，无所顾藉"。他为医却不喜以医自名，临终前对他的儿子说："医可为而不可为，必天资敏悟，又读万卷书而后可借术济世。不然，鲜有不杀人者，是以药饵为刃也。吾死，子孙慎勿轻言医。"

叶氏一生忙于诊事，在世没有亲笔著述。现传有《临证指南医案》十卷，后附《幼科心法》及《温热论治》各一卷；《叶天士医案存真》三卷，据载都是他的门人和后代整理记录的。其中《温热论治》是叶氏口传心授经验心得，为临床经验的结晶，是温病学说中一部非常重要的文献。全篇主要论述温病传感途径、传变规律、治疗大法和卫气营血辨证，作为温病诊治纲领；旁及舌、齿、斑疹等的辨析方

法及其诊断意义；并论妇人胎前产后、经水适来适断之际所患温病的证候和治疗。据传是他的门人顾景文随叶氏舟游洞庭湖时，将其口授之说记录成书。《临证指南医案》则是无锡华岫云收集叶氏晚年医案，加以分类编辑而成。分疾病八十九门，每门由其门人撰附论治一篇，门后附徐灵胎评议。卷一至卷八记载内科之杂证、时证案；卷九为妇科；卷十为儿科；书末附所用方剂索引。《幼科心法》相传为叶桂手定后，章楠改题为《三时伏气外感篇》，主要讲述儿科诸病的辨证论治，重点阐发了春时、夏令伏气外感和秋燥之证治。《叶天士医案存真》是叶氏曾孙叶万青，取家藏方案编成。卷一以杂病为主，卷二以温热病案为多，卷三为运用仲景方验案。另有门人周仲开抄录而成的《未刻本叶氏医案》等。托名叶氏的医案和著述颇多，可考的有《景岳发挥》《叶氏医衡》《医效秘传》《本事方释义》《女科症治》等等。

叶天士创立的温病卫气营血辨证论治纲领，为温病学理论体系的形成奠定了坚实基础；他对杂病提出的许多新见和治法方药，至今在临床上仍有重要的指导意义。

叶天士是我国医学发展史上伟大的温病学家，精通内科、儿科及妇科、外科、五官科的医学大师，以其卓越的医学思想、高超的医技和丰富的临床经验而流芳百世。

喜欢中医药文化

第一节　中医经典成语故事

一、岐黄之术

　　"黄"指的是轩辕黄帝，"岐"是他的臣子岐伯。相传黄帝常与岐伯、雷公等臣子坐而论道，探讨医学问题，对疾病的病因、诊断以及治疗等原理设问作答，加以阐明，其中的很多内容记载于《黄帝内经》这部医学著作中。后世出于对黄帝、岐伯的尊崇，遂以"岐黄之术"指代中医医术，并认为《黄帝内经》是中医理论的渊源、最权威的中医经典著作。直至今天，凡从事中医工作的人仍言必称引《黄帝内经》。

二、悬壶济世

　　传说世有壶翁（约2世纪），又称壶公，不知其姓名。一说壶公谢元，历阳人，卖药于市。不二价，治病皆愈。语人曰：服此药必吐某物，某日当愈，事无不效。日收钱数万，施市内贫乏饥冻者。以此观之，壶翁乃身怀医技、乐善好施之隐士医者。因其诊病售药处常悬一壶为医帜，所以人称壶翁。壶翁曾传医术于费长房，记载虽语涉传奇，但若揭开其神诞外衣，不难知壶公、费长房乃东汉时名医。壶公的事迹流传甚广，历代医家开业，几乎无不以"悬壶之喜"匾额为贺，或于诊室悬葫

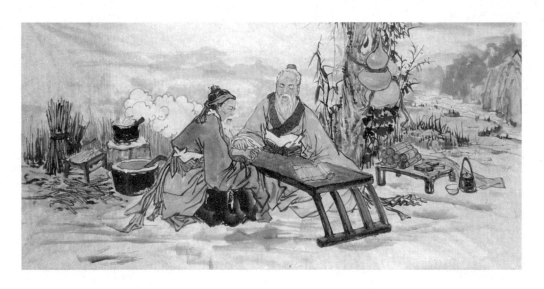

芦为行医标志。不过，医家挂药葫芦还有深意：一是向世人表明其"悬壶济世"之宏愿，二是看重葫芦之实用价值。用葫芦保存药物确实比其他的容器如铁盒、陶罐、木箱等更好，因为它有很强的密封性能，潮气不易进入，能保持药物的干燥。从历代史籍得知，古代的行医者无论走到哪里都身背药葫芦。葫芦除了能盛药，本身也可为药，医治很多疾病。所以古代用"悬壶济世"来称誉医者仁心，以医技普济苍生。

三、杏林春暖

　　董奉，字君异，福建侯官（今福州）人，与当时的张仲景、华佗齐名，号称"建安三神医"。在诸多有关董奉的传奇事迹中，最有影响的乃是他在庐山行医济世

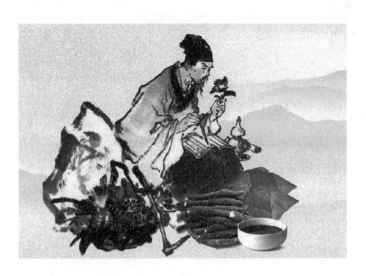

的故事。据《神仙传》卷十记载："君异居山间，为人治病，不取钱物，使人重病愈者，栽杏五株，轻者一株，如此十年，计得十万余株，郁然成林……"就是说，董奉曾长期隐居在江西庐山南麓，为山民诊病疗疾。他在行医时从不索取酬金，每当

治好一个重病患者时，就让病家在山坡上栽五颗杏树；看好一个轻病，只需栽一颗杏树。所以四乡闻讯前来求治的病人络绎不绝，几年之后，庐山一带的杏林达十万株之多。杏子成熟后，董奉又将杏子变卖成粮食用来救济庐山贫苦百姓和南来北往的饥民，一年之中救助的百姓多达两万余人。董奉行医济世的高尚品德，赢得了百姓的普遍敬仰。当地百姓在董奉羽化后，于杏林中设坛祭祀这位仁慈的道医。后来人们又在董奉隐居处修建了杏坛、真人坛、报仙坛，以纪念董奉。如此一来，杏林一词便渐渐成为医家的专用名词，人们喜用"杏林春暖"、"誉满杏林"之类的话来赞美像董奉一样具有高尚医风的苍生大医。

四、坐堂医圣

张仲景在任长沙太守期间，正值疫疠流行，许多贫苦百姓慕名前来求医。他一反封建官吏的老爷作风，对前来求医者总是热情接待，细心诊治，从不拒绝。开始他是处理公务之余，在后堂或自己家中给人治病；由于前来候诊者越来越多，于是他干脆把诊所搬到了太守大堂，公开

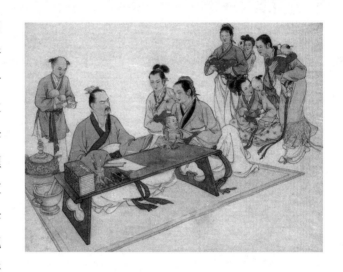

坐堂应诊，首创了名医坐大堂的先例。他的这一举动，传为千古佳话。人们为了怀念张仲景，便把坐在药店内治病的医生通称为"坐堂医"。这些医生也把自己开设的药店取名为"××堂"。这就是中医药店称"堂"的来历。

五、橘井泉香

郴州古时瘴气横行，民不聊生，人们最大的希冀是摆脱病魔的困扰。传说中的苏仙，其实是个叫苏耽的放牛娃，他掌握了治疗瘴气的草药，热心为百姓治病。他的药方主要一味是橘叶。橘树全身都是药，能治疗肺、胃、肝等部位的疾病。这个放牛娃经常跟山中采药的郎中交往，发现了橘树的疗愈功能，用屋门前的井水煎熬，救济前来求诊的病人，而且分文不取。因而，苏耽的名字广为传播。

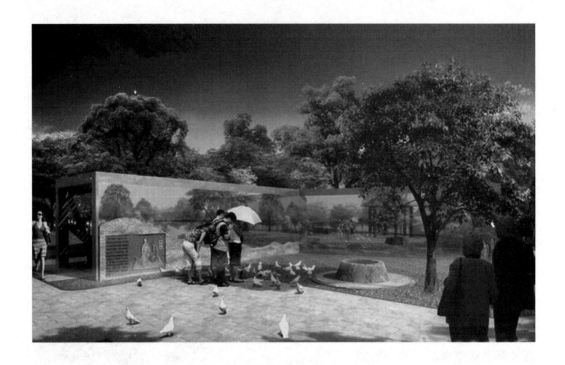

　　苏耽宅心仁厚，感动上天，受天命为天仙，天上的仪仗队降临苏宅。苏耽在辞别母亲时说："明年天下将流行瘟疫，咱们庭院中的井水和橘树能治疗瘟疫。患瘟疫的人，给他井水一升，橘叶一枚，吃下橘叶、喝下井水就能治愈了。"后来果然像他所说的那样。前来求取井水、橘叶的人很多，都被治愈了。从此医学史上就有了"橘井泉香"的典故。

六、病入膏肓

　　相传，晋国的君主晋景公生病，先请装神弄鬼的巫医替他治疗，病情有增无减。于是，他派人到秦国求医，秦国派了一位名叫医缓的医生去给他治病。医缓的高明医术全国上下无人不知。

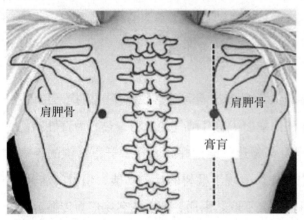

　　当医缓还在去晋国的路上时，晋景公做了个梦，梦见从他的病体中跳出两个小人。其中一个说："医缓是医术高明的医生，可不比前次那个巫医，他恐怕要抓住我们，该往哪里躲藏呢？"另一个回答道："到心的下面、膈的上面，叫'膏肓'的那个地方去吧，看他能把我们怎么样？"医缓到了晋国，给晋景公辨证后为难地说："这病不可治啦！病在膏肓，不能采取攻伐的治法，何况药物也不能到达那里去发挥药效。"

后来，人们常用"病入膏肓"形容病情严重，难以救治，进一步引申为形容一个人犯错误到了不可挽救的地步。

七、起死回生

有一次，扁鹊路过虢（guó）国，看见全国上下都在祈祷，一打听，方知是虢太子死了。太子的侍从告诉他，虢太子清晨鸡鸣时突然死去。

扁鹊问："已经掩埋了吗？"

侍从回答说："还没有，他死了才不过半日哩！"

扁鹊请求进去看看，并说虢太子也许还有生还的希望。

侍从睁大了眼睛，怀疑地说："先生，你该不是跟我开玩笑吧！我只听说上古时候的名医俞跗（yú）有起死回生的本领，你若能像他那样，倒可以创造奇迹，不然，连小孩儿也不会相信的。"

扁鹊见侍从不信任自己，很是着急，须知救人要紧哪。他灵机一动，说："你要是不相信我的话，那么，你去看看太子，他的鼻翼一定还在扇动，他的大腿内侧一定还是温暖的。"

侍从半信半疑地将此话告诉了国王。国王十分诧异，忙把扁鹊迎进宫中，痛哭流涕地说："久闻你医术高明，今日有幸相助。不然，我儿子的命就算完了。"

扁鹊一面安慰国王，一面让徒弟子阳用磨制石针刺激太子头顶的百会穴。一会儿，太子竟渐渐苏醒过来，扁鹊又让弟子子豹用药物灸病人的两胁，太子便能慢慢地坐起来。经过进一步调理，二十来天后太子就康复如初。

这事很快传遍各地，扁鹊走到哪里，哪里就有人说："他就是使死人复活的医生！"

扁鹊听了，谦逊地笑

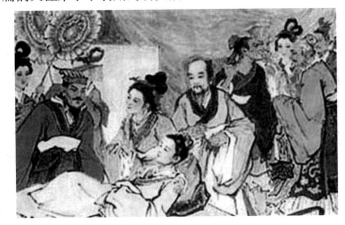

着说："我哪里能使死人生还呢，太子患的是'尸厥'，本来就没有死，我只不过是使他苏醒过来罢了。"

以后，人们常用"起死回生"来形容医生的高超医技。有些病家为了感谢医生，送上一块"扁鹊再世"的牌匾，也是颂扬医生医技高明的意思。

八、对症下药

华佗是东汉名医。有一次，府吏倪寻和李延两人都头痛发热，一同去请华佗诊治。

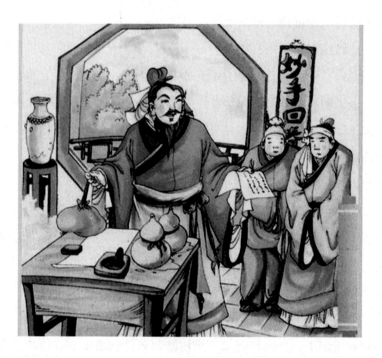

华佗经过望色、诊脉，开出两个不同的处方，交给病人取药回家煎服。两人一看处方，给倪寻开的是泻药，而给李延开的是解表发散药。他们想，我俩症状相同，为什么开的药方却不同呢，是不是华佗弄错了？于是，他们向华佗请教。

华佗解释道，倪寻的病是饮食过多引起的，病在内伤，应当服泻药，将积滞泻去，病就会好；李延的病是受凉感冒引起的，病在外感，应当吃解表药，风寒之邪随汗散去，头痛也就好了。

两人听了十分信服。便回家将药熬好服下，果然很快都痊愈了。

中医强调辨证治疗，病症虽很相似，但引起疾病的原因不同，故治疗方法也不一样。后来，人们常用"对症下药"这个成语比喻针对不同情况，采取不同方法处理问题。

九、乐以忘忧

"乐以忘忧"出自《论语·述而》："发愤忘食，乐以忘忧，不知老之将至云尔。"人在闲暇时常常要和别人说笑，说笑之中，会产生心理学上所说的"心境转移"，忘掉忧愁和烦恼。现代医学认为，这种情绪调节，会给身心健康带来益处。

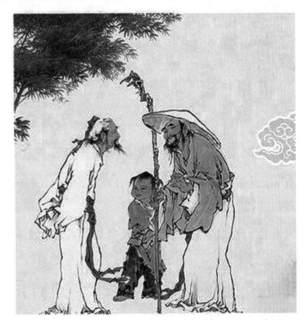

笑是人类特有的器官功能，是最佳情绪的反映。人在欢笑时，全身肌肉放松，能够迅速消除对健康有害的紧张感。放声大笑，对肺部又是一种锻炼，因为肺部扩张，吸入氧气增加，促进血液循环，有助于消除疲劳，使人精神振作，提高工作效率。

古人一直有"疾从忧生"的说法，欢乐则是心理和生理健康的标志。轻松、愉快的情绪能促进食欲、改善睡眠，是治疗百病的有效处方。

医学研究证明，保持积极、乐观的生活态度，能帮助人战胜疾病，抗老防衰。由此看来，孔夫子倡导的"乐以忘忧"对身心健康确有益处。

十、因势利导

《史记·孙子吴起列传》记载了这样一个故事：战国时期，齐国有位名叫孙膑的大将，他运筹帷幄，决胜千里，用兵如神。当时，魏国进攻韩国，韩国向齐国求援。齐国便派田忌为将军，孙膑为军师，领兵攻魏。在行军中，孙膑利用敌人骄傲狂妄、轻视齐军的心理，向田忌献策。他说"善战者，因其势而利导之"，建议用逐日减灶的计策，伪装溃败逃跑，诱敌深入。田忌采纳了他的计谋。骄傲的魏军果然中计，大摇大摆地尾随齐军进入一个叫马陵的险恶峡谷。这时，早已埋伏好的齐军万弩齐发，一举歼灭魏军。这便是历史上有名的"马陵之战"。

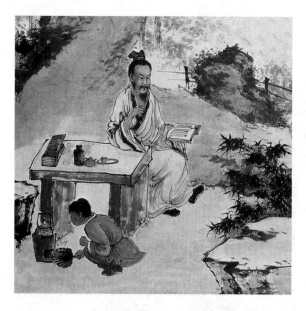

两千多年前的中医古籍《内经》里，就有"因其轻而扬之，因其重而减之，因其衰而彰之"；"其高者，因而越之；其下者，引而竭之"等治疗法则。这里的"轻"、"重"、"衰"、"高"、"下"等都是疾病的"势"，根据不同的情况采取相应的治疗措施，便是"因势利导"的体现。病在上部较轻浅的，宜轻扬宣散。清代医家吴鞠通常选用质地较轻、气味较薄的药，即"治上焦如羽，非轻不举"的治法。古人还根据"其高者，因而越之"的法则，创立吐法，主张服盐汤或用鹅毛刺激喉管引起呕吐，使病邪从上而出。再如，夏秋时节，误食腐败不洁之物，引起腹泻腹痛，医生往往因势利导，让病人继续泻下秽臭之物，腹痛、腹泻亦随之好转；若此时止泻，逆其病势，反而有可能加重病情。

孙膑讲的虽然是兵法，但与中医治病原理相通。难怪清代名医徐灵胎说："用药如用兵。"他甚至还说："孙武子十三篇，治病之法尽之矣。"认为中医治疗思想可借鉴《孙子兵法》，这话颇有几分道理。

十一、因地制宜

因地制宜，是指根据不同地域的具体情况，采取与之相适应的措施。这个成语出自《吴越春秋·阖闾内传》：春秋末年，伍子胥逃到吴国，吴王很器重他。一次，吴王征询伍子胥有什么办法能使吴国强盛起来，伍子胥说："要想使国家富强，应当由近及远，按计划分步骤做。首先要修好城市的防御工事，把城墙筑得既高又坚实；其次应加强战备，充实武库；同时还要发展农业，充实粮仓，以备战时之需。"吴王听了高兴地说："你说得很对！修筑城防，充实武库，发展农业，都应因地制宜，不利用自然条件是办不好的。"这种"因地制宜"的做法果然使吴国很快强盛起来。

中医强调因地制宜治疗疾病，因为不同地区发生的疾病各不相同。在西北高原

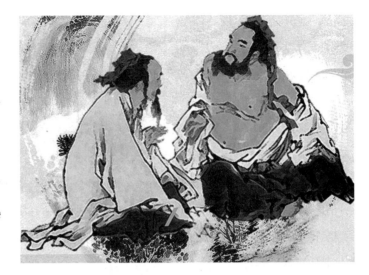

地区，气候寒冷，干燥少雨。人们依山陵而居，常处在寒风凛冽之中。多吃牛羊乳汁和动物骨肉，故体格健壮，不易感受外邪，其病多内伤。而东南地区，江河湖泊较多，地势低洼，温热多雨。人们的肤色黯黑，腠理疏松，多易致痈疡，或易致外感。因此，治疗时就应该根据不同地域，区别用药。如同为外感风寒，在西北严寒地区，用辛温发散药较重；而东南地区，用辛温发散药较轻。这就是"因地制宜"理论在中医学上的具体应用。

《内经》专设《异法方宜论》一篇，讨论不同地域的人们易患的病种、病变和治法特点等。可见，古代中医学家十分重视因地制宜在诊断和治疗中的作用。

十二、防微杜渐

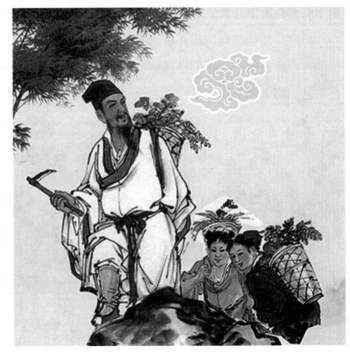

《后汉书·丁鸿列传》记载了一则故事：东汉和帝即位时仅十四岁，由于年幼无知，由窦太后执政，大权实际上落入窦太后的兄弟窦宪等人手中。他们为所欲为，密谋篡权。司徒丁鸿见到这种情况，便上书和帝，建议趁窦氏兄弟立足未稳之时，早加限制，以防后患。他在奏章中说："杜渐防萌，则凶妖可灭。"任何事情，在开始萌芽时容易制止，等到发展壮大后再去消除，则十分困难。和帝采纳了他的意见，任命他为太尉兼卫尉，进驻南北二宫；同时罢掉窦宪的官。窦宪兄弟情知罪责难逃，便自杀了，从而避免了一场可能发生的宫廷政变。

在医学上，防微杜渐体现了预防为主的原则。《内经》说："善治者治皮毛，其次治肌肤，其次治筋脉，其次治六腑，其次治五脏。"任何疾病都有一个由浅入深的发展过程，高明的医生应该趁疾病轻浅的时候及早下手，若等到疾患深重，再要治理就比较困难了。《内经》还生动地比喻说："夫病已成而后药之，乱已成而后治之，譬犹渴而穿井，斗而铸锥，不亦晚乎！"因此，中医把一个医生是否能对疾病作出早期诊断和治疗当作判断医技是否高明的标准，提出"上工治未病"观点（上工即高明的医生）。

这个成语故事启示我们，隐患要及时清除，以免酿成更大祸端；疾病应及早治疗，以免给肌体带来更大的危害。

十三、杯弓蛇影

《晋书·乐广传》记载，一天，乐广宴请宾客，大厅中觥筹交错，异常热闹，大家猜拳行令，饮酒作乐。一位客人正举杯痛饮，无意中瞥见杯中似有一游动的小蛇，但碍于主人和宾客的情面，他硬着头皮把酒喝下。从此以后，他忧心忡忡，老觉得有蛇在腹中蠢蠢欲动，整天疑虑重重，恶心欲吐，最后竟卧床不起。

乐广得知他的病情后，思前想后，终于记起他家墙上挂着一张弯弓，他猜测这位朋友所说的蛇一定是倒映在酒杯中的弓影。于是，他再次把客人请到家中，邀朋友举杯，那人刚举起杯子，墙上弯弓的映子又映入杯中，宛如一条游动的小蛇，他

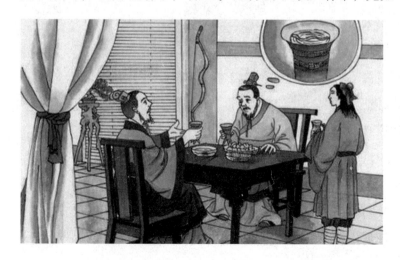

惊得目瞪口呆。乐广这才把事情的原委告诉他，病人疑云顿开，压在心上的石头被搬掉，病也随之痊愈。

乐广称得上是一位"良医"，他懂得怎样去除病人

的心病，比一般滥施药物的庸医高明许多。中医管这种方法叫"祝由"。王冰将祝由解释为"祝说病由"，意为向病人解释病因，让病人打消顾虑，不必用药而疾患自愈。

若病人对病因笃信不疑，百般劝说无效，这时不妨先依从病人，再设法打消他的顾虑。

第二节　有趣的中药小故事

一、茵陈

有一个病人，身目俱黄，肢体无力，人亦消瘦了。这天，他拄着拐杖，一步一哼地来找华佗："先生，请你给我治治吧"。

华佗见病人得的是黄疸，皱着眉摇了摇头说："眼下还没有找到治这种病的办法，我也无能为力啊！"

病人见华佗也不能治他的病，只好愁眉苦脸地回家等死了。

半年后，华佗又碰见那个病人，谁料他不但没有死，反而变得身强体壮，满面红光。华佗大吃一惊，急忙问道："你这个病是哪位先生治好的？快告诉我。"

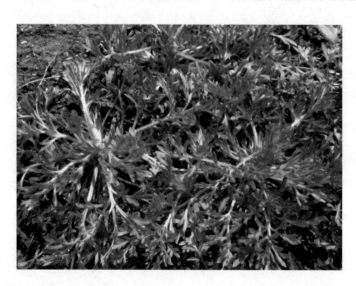

那人回答说："我没有请先生看，病是自己好的。"

华佗不信："哪有这种事！你准是吃过什么药吧？"

"药也没有吃过。"

"这就怪了！"

"哦，因为春荒缺粮，我吃了一段日子野草。"

"这就对啦！草就是药。你吃了多少天？"

"一个多月。"

"吃的是什么草啊？"

"我也说不清楚。"

"你领我看看去。"

他们走到山坡上，那人指着一片野草说："就是这个。"

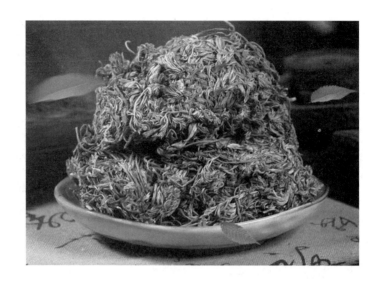

华佗一看，说道："这不是青蒿吗？莫非能治黄疸病？嗯，弄点回去试试看。"

于是，华佗试着用青蒿给黄疸病人治病，连试了好几次，病情不见好转。华佗以为先前那个病人准是认错了，便又找到他问："你真是吃青蒿吃好的？""没错。"华佗想了想又问："你吃的是几月里的蒿子？""三月里的。"

"唔，春三月间阳气上升，百草发芽。也许三月里的青蒿有药力。"

第二年开春，华佗采了许多三月间的青蒿，试着给害黄疸病的人吃。这回可真灵！吃一个，好一个。而过了春天再采的青蒿就没有效验了。

为了把青蒿的药性摸得更准，第三年，华佗又做了试验，他逐月把青蒿采来，按根、茎、叶分开，分别给病人吃。结果发现，只有幼嫩的茎叶可以入药。为了使人们容易区别，华佗把可以入药的幼嫩青蒿取名叫"茵陈"，又叫"茵陈蒿"。还编了四句话留给后人：

> 三月茵陈四月蒿，传与后人要记牢。
> 三月茵陈能治病，四月青蒿当柴烧。

二、断肠草

五台山上，有一座古寺，寺里住着个和尚。寺庙偏远，很少有人来，和尚就悄悄养了几只鸡，想积存些鸡蛋，到时候自个儿开开斋。过了端午节，天气暖和了，草也绿了，母鸡开始下蛋。有一天，和尚来到供桌前，发现攒在木钵里的鸡蛋不见了，就留心察看。

这天中午，和尚上罢香，刚刚回到经房里，听到正殿那边有响动。他连忙起

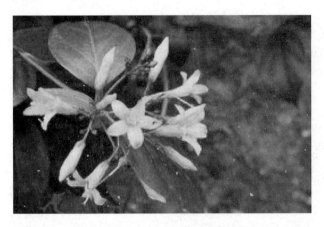

身，只见一条五尺多长的大蛇从供桌下面爬出来，把他放在木钵里的鸡蛋吃了。和尚又气又急，眉头一皱，计上心来。他找来一根木棒，用斧子剁成一寸长的短节，外面涂上稀泥，做成鸡蛋形状，放在供桌下的木钵里。第二天中午，大蛇又来吃鸡蛋，将那短节木头吞了下去。他为了亲眼看看大蛇怎样死去，就悄悄跟在大蛇后边，一直走到一片坟地。见那大蛇抖动身子，又滚又摔，难受极了。过了一会儿，它突然伸展身子，向旁边草丛窜去，吃起草来。一连吃了几根，就盘在原地不动了。

和尚看到这里，心想，明天再来剖尸剥皮吧。可是第二天来到坟地，大蛇不知去向，在大蛇盘过的地方，丢下一堆木头渣子。

和尚心里琢磨：大蛇为什么能把这些木头排出来呢？一定是吃了什么帮助消化的东西。突然他想起昨天大蛇吃野草的情景，觉得这草一定能治病，就拔了几把，拿回寺里晒干后收存。一次，和尚肚子憋得难受，取了一根干草用水煎服。果然，不到两个时辰，就把那些积物排出去了，身子也轻松了。

一天，和尚的朋友上山求药，说他儿子得了结症。和尚给他一根干草说："把这草用水煎服就行。"朋友拿到干草，心想，我远道前来求药，你就给我一根干草，太不近人情了。趁和尚外出端菜的工夫，又偷拿了几根，装在身上。

朋友回到家里，把求来的草药煎了一碗，让儿子喝下去，没过两个时辰，就断气了。朋友怀疑和尚骗他，找到庙里质问。和尚问他如何用药，朋友只好一五一十说了。

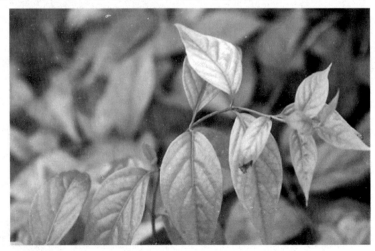

和尚恍然大悟，对朋友说："凡是药，总有个量。量不足，病不除；量若过，必成患。"

这种草究竟叫什么名字？谁也说不出来，后来就叫断肠草，会用的，能治病；不会用，就要命。

三、益母草

传说程咬金的父亲因病早死，只剩他和老母亲二人，家里穷得叮当响，程咬金只好靠编竹耙子挣钱养活老母。老母在生程咬金时，留下产后瘀血腹痛。程咬金长大成人了，母亲的病还没有好，程咬金决心请郎中治好母亲的病。

程咬金一连几个晚上没睡觉，编了许多竹耙子，挣了半两碎银，到邻村一个郎中的药铺，买了两剂中药。程母吃了草药，病情果然好转。程咬金高兴极了，又接连几个晚上编竹耙子，挣了点碎银，去找那位郎中，可是，郎中说这次买药得花三两银子。程咬金听了心中一惊，我哪来这么多钱呀！怎么办？想来想去，忽然灵机

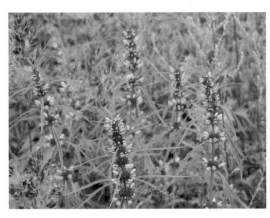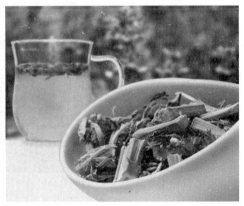

一动，就说："可以答应你的要价，但要等我娘的病好了，再给你钱。"郎中同意了，到地里去采药，程咬金在后头跟着，偷看郎中采的是什么样的药，长在什么地方。程咬金心中有数了，将那种药采回来，煎汤给母亲喝，终于把母亲的病治好了。程咬金就给这药起了个名字，叫"益母草"。

四、麻黄

有个挖药的老人，无儿无女，收了一个徒弟。谁想，这个徒弟很是狂妄，才学会一点皮毛，就看不起师傅了。卖药的钱也不交给师傅，自己偷偷花掉。师傅伤了心，就对徒弟说："你翅膀硬了，另立门户吧！"徒弟倒满不在乎："行啊！"师傅

不放心地说："不过，有一种药，你不能随便卖给人吃。""什么药？""无叶草。"
"怎么啦？""这种草的根和茎用处不同：发汗用茎，止汗用根，一朝弄错，就会死人！记住了吗？""记住了。""你背一遍。"徒弟张口就背，背时有口无心，压根儿没用脑子想。

　　从此，师徒分手，各自卖药。师傅不在眼前，徒弟的胆子更大了，虽然认识的药不多，却什么病都敢治。没过几天，他就用无叶草治死了一个人。死者家属哪肯善罢甘休，当时就抓着他去见官。县官问道："你是跟谁学的？"徒弟只好说出师傅的名字。县官命人把师傅找来，说："你是怎么教的？让他把人治死了！"师傅说："这不怪我，我给他传了口诀。"县官听了，就问徒弟："你还记得师傅教你的话吗？背出来我听听。"徒弟背道："发汗用茎，止汗用根，一朝弄错，就会死人。"县官又问："病人有汗无汗？"徒弟答道："浑身出虚汗。""你用的什么药？""无叶草的茎。"县官大怒："简直是胡治！病人已出虚汗还用发汗的药，能不死

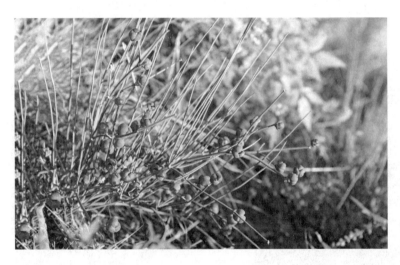

人？"说罢，命人打了徒弟四十大板，判坐三年大狱。师傅没事，当堂释放。

　　徒弟在狱中关了三年，这才变老实了。他找到师傅认了错，表示痛改前非。师傅见他回心转意，这才把他留下，并向他传授医道。打这儿起，徒弟再用"无叶草"时就十分小心了。因为这种草给他闯过大祸惹过麻烦，就起名叫作"麻烦草"，后来又因为草的根是黄色的，所以改称"麻黄"。

五、续断

　　从前有个江湖郎中，整天走街串巷为人免费看病送药，所到之处深受欢迎。

　　郎中来到一个山村，碰巧遇上有个年轻人病重。病家曾在一个山霸开的生药铺配了许多药，花了不少钱，却毫无效果。眼看病人不行了，家属悲痛不已。郎中就

近一看，又摸了病人的脉，说："有治！"于是打开随身携带的药葫芦，倒出两粒丹药——还魂丹，撬开病人牙关灌进去。不多久，病人就醒了过来。

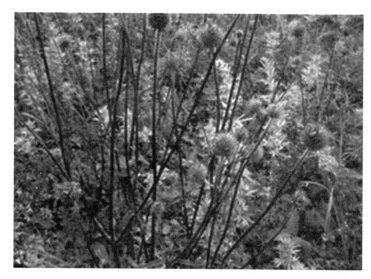

病人举家跪谢感恩，留好心的郎中多住些日子。乡亲们闻知此事，纷纷请郎中到自己家，热情款待，问病求药。消息传到山霸耳中，山霸动了坏心思。一天，山霸把郎中请到家中，备了好酒好菜。郎中问缘由，山霸流露出和郎中合伙制还魂丹、赚钱发财的意思，被郎中断然拒绝了。山霸见劝求不成，恼羞成怒："你这个小小郎中，敬酒不吃吃罚酒。若不答应，我就打断你的腿，看你还怎么四处行医？"郎中冷笑道："还魂丹是祖传救命药，只救人，不图财。"山霸一摆手，几个狗腿子一拥而上，用乱棒打得郎中满身是血，昏死过去。

不知过了多久，郎中醒来，发现两腿已断，爬也爬不起来。他含泪啃吃附近的野草，咬牙苦撑着。后来，一个砍柴的青年发现了他，背他到山坡上。他用虚弱的声音和手势，让青年给他挖那些长着羽毛状叶子、开紫花的野草。青年挖了许多，把郎中背回家中，每天煎这种野草给他喝，悉心照料。两个月后，郎中的伤腿也就好了。

这天，郎中对青年说："我不能再在这里住了，给我治腿伤的药草就借你的口传给乡亲们吧。"青年流着泪百般挽留，郎中连连摇头，当晚就悄悄离开了。

青年按照郎中的嘱咐做了，并根据这种药草能续接断骨的作用，给他起名叫"续断"。经摔伤病人使用，确实很有效验。不过，郎中的还魂丹却从此失传了。

六、黄精

从前，有个小姑娘自幼父母双亡，被迫到财主家打长工。狠心的财主每天逼她上山砍柴割草，下地耕田种菜，可吃的是残羹剩饭，而且还吃不饱。无奈之下，小姑娘只好挖野菜和草根吃。

　　一天，小姑娘在山上干活时饿得直冒虚汗，偶然发现在一片阴暗潮湿的灌木丛中长着一些开淡绿色小花的不知名植物，上前摘来吃，觉得味道甘甜。她又挖出植物的根部，洗净了吃，更觉得清爽可口，仿佛吃水果一般。从此之后，每当干活饿了，便吃这东西，不知不觉吃了好几年。而她，也从一个瘦弱的黄毛丫头出落成亭亭玉立的大姑娘，体格健壮，又不失姑娘家特有的苗条俊秀。

　　财主见姑娘出落得如此美丽，不再让她劳动，要强迫她做小老婆。姑娘誓死不从，逃进山中，过起野人一般的生活。财主每天派人上山抓她，可就是抓不着，因为姑娘已和以前判若两人，健步如飞，家丁根本追不上她。财主纳闷：这姑娘到底吃了什么东西变得如此美貌敏捷呢？我每天给她吃的都是猪食啊！

　　某天，几个家丁在一片茂密的树林旁边发现了姑娘的足迹。但见她身穿树叶编成的衣服，好像猿人似的。家丁们一哄而上，穷追不舍。可一眨眼工夫，姑娘就在他们的眼皮底下消失。这情景，恰好被上山采药的华佗看见。出于医生的直觉，他认定姑娘一定吃了什么灵丹妙药，才这么身轻如燕，健步如飞。华佗决心找机会问个究竟，以便制药造福于黎民百姓。

　　华佗备上可口的饭菜，放在姑娘经常出没的山路上。不久，姑娘路过此处，嗅到饭菜的香味，感到饥肠辘辘。望望四下无人，忍不住狼吞虎咽起来。这时华佗从旁边迅步上前，一把拉住她说："姑娘别怕！我不是财主派来的人。我是个郎中，想请教你吃了什么东西变得如此敏捷？"姑娘见华佗长得慈眉善目，不像坏人，便不再挣扎，说："我在那边林子里吃了一种好像鸡头一样的草根。"

　　姑娘把华佗带到灌木丛，把自己所吃的植物指给华佗看。这植物高一至二尺，

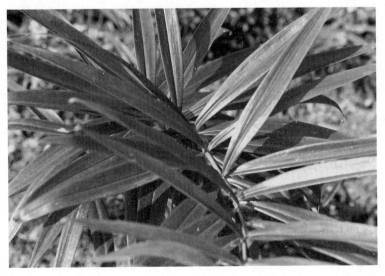

叶片呈条状针形，其间开着一簇簇淡绿色的小花。华佗挖出根块，其色黄白，肉质肥厚，横向生长，形状好似鸡头一般，其中一端有一圆形茎痕，好似鸡眼。尝之但觉甘甜可口，清爽

怡人。拿回家研究，发现这种植物性味甘、平，具有补脾益肺、养阴生津之功效，可用于治疗体虚瘦弱、气血不足、肺痨、胸痹以及肺燥咳嗽症，简直就是本草中之精华。华佗就把它命名为"黄精"，

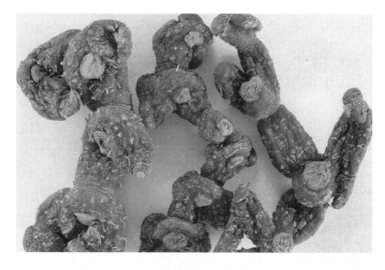

并一直沿用至现在。那位无家可归的姑娘被华佗认作干女儿，跟随华佗学医，悬壶济世。

七、贝母

有个得了肺痨病的孕妇，因为身体虚弱，刚生下孩子就晕过去了，当她苏醒时，孩子已经死了。连生三胎都是这样，公婆和丈夫都十分烦恼。

一天，算命的瞎子从门前经过，婆婆叫算命先生给媳妇算算。瞎子问所算何事，婆婆就把媳妇连生三胎死孩子的事说了。算命先生排了一下八字说："你媳妇属虎，戌时出生，出洞虎非常凶恶；头胎儿属羊、二胎儿属狗、三胎儿属猪，猪、狗、羊都是老虎嘴里的食，被他妈妈吃掉了。"婆婆不信，说："虎毒不食儿，她怎么会吃亲生子呢？"算命先生说："这是命中注定，无法挽救。"婆婆问道："有办法保住下一胎孩子吗？"瞎子又掐指算了一番说："办法倒有，就怕你们嫌麻烦！"婆婆说："不瞒先生说，我家三房就守着一个儿子，三家香火一炉烧，只要生个活孩子，让我们干什么都行。"算命先生说："再生下胎儿时，瞒住孩子妈，抱着孩子向东跑。跑出一百里到东海边，那里有一个海岛，爬上海岛就万事大吉了。虎怕海水，下不得海，上不了岛，吃不了孩儿，孩子就能保住性命了。"

婆婆把瞎子说的话告诉老头和儿子，他们心中都有了数。

没到一年，媳妇又生孩子了。同以前一样，孩子刚生下，母亲就晕过去了。丈夫也顾不得照料妻子，抱起孩子就往东跑。可跑出十多里地孩子便死去了，一家人非常伤心："怎样才能把孩子养活呢？"

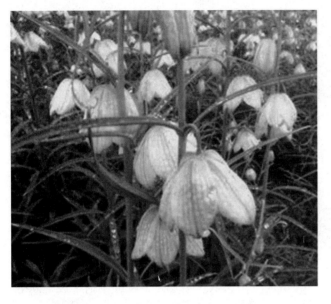

这天，瞎子又来了，婆婆把孩子死去的情况告诉他。瞎子说："跑慢啦，跑得比虎快，虎追不上孩子，孩子才能保全。"

过了一年，媳妇又要生孩子了，丈夫准备好一匹快马，喂饱饮足。孩子刚落地，他就用红被单包好，跳上马重打三鞭，快马如流星般朝东跑去。跑了一百里地，到了东海边，他又跳上一只快船，划到海岛住了下来。

孩子的母亲晕过去一个时辰才苏醒过来，不见孩子急得直哭。

五天后，丈夫从海岛回来说："爬上海岛只三天孩子又死了。"一家人伤心极了，老夫妻俩和儿子商量，要把媳妇休掉，再娶一个能养活孩子的。媳妇闻言大哭起来。

恰好有个医生从门口经过，走进屋问道："你们有什么为难事啊？"

媳妇就把过往经历告诉医生。

医生看她面色灰沉铁青，断定她有病，就说："我自有办法，叫你生个活孩子。"

公婆和丈夫都不相信。

医生说："瞎子算命是骗人的，信他干什么？你媳妇不是命硬，是肺有邪而气力不足，加上生产用力过猛，以致肝血不足，使产妇晕倒。胎儿因先天不足而夭折。我教你们认识一种草药，让她连吃三个月，一年后保她生个活孩子。"

从此，丈夫每天上山挖药，煎汤给媳妇喝，喝了三个月，媳妇果然怀孕，十月

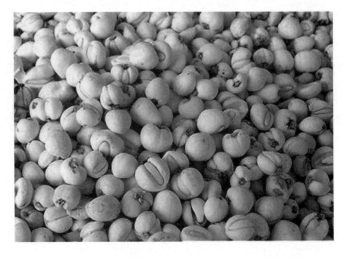

临盆，生下一个大胖小子。大人没发晕，小孩平安无事，一家人高兴得合不拢嘴。孩子过了一百天，他们买了许多礼物，敲锣打鼓，到医生家道谢。

医生高兴地问道："我的草药灵不灵？"

"灵，真灵！"丈夫又问这种草药叫什么名字。

"它是野草，没有名字。"

"我们给它取个名字吧！"

"给它取个什么名字呢？"医生问道。

"我的孩子名叫宝贝，母亲又安全，就叫贝母吧！"

"好一个响亮的名字！对，就叫它贝母。"

"贝母"这个名字就这样流传下来了。

八、金银花

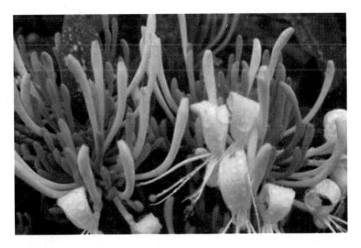

很久以前，在一个偏僻的小村庄，住着一对勤劳善良的夫妻，生了一对双胞胎女孩，分别叫"金花"和"银花"。金花银花在父母的呵护下，很快便长成了如花似玉的大姑娘。她俩农忙时下田干活，农闲时拈针绣花，织布纺纱，还自学医书，采药助人，因此深得父母和乡亲们的喜爱。

一年初夏，一种不知名的怪病在村子里流行。患者骤然高热不退，浑身上下泛起红斑或丘疹；紧接着卧床不起，神昏谵（zhān）语，不久即不治身亡。村里的郎中束手无策，外地的郎中不敢进来，全村人面临灭顶之灾。在这危急关头，金花银花挺身而出，主动要求外出为乡亲们求医问药。正在这时，她们的父母也不幸患病。好心的乡亲们劝她俩不要出门了，以免求医问药不成，反耽搁了为二老送终。姐妹俩面露难色。这时，父母斩钉截铁地说："去吧，好孩儿！你们要尽快求得名医或好药，否则别回来见我们！"

金花银花含着泪收拾行李，准备干粮出发。乡亲们嘱咐她俩，父母由大家轮流照顾，不必挂念。姐妹俩走遍千山万水，访遍中原名医，但要么对该病一无所知，要么因路途遥远不愿前往。一天，姐妹俩路过华山，到山上一座古寺借宿。庙中老和尚问她们为何风尘仆仆，抛家傍路，姐妹俩实言相告。老和尚唏嘘不已，手指窗外对她们说："离此九十九里有一高山，山下有一草棚，棚内住着一位老郎中。你们不妨前往求教。"姐妹俩闻言大喜，立即前往，只见草棚外围满了等候看病的人。走进草棚，一位童颜白发的老者正在为村民诊治——想必就是这位老郎中了。姐妹俩上前说明缘由，老郎中沉吟："你们乡亲患的是热毒症……"说罢，指着一屋子病人对姐妹俩说："这里也流行瘟疫啊，我离不开。不过，我可以教你们一个方法，就是到丘陵、山谷边采集一种初夏开花，花儿成对生于叶腋，初开时白色，后变黄色，黄白相映，严冬不落，叫'忍冬'的草药，它能治好你们乡亲的病。"老郎中进一步介绍说："药茎缠绕树木，长达数米；中间空，多分枝，颜色棕褐；它开出的花瓣为棒状弯曲，长二至三分；色黄白，毛细密；花冠管状，上部五裂；闻之清香，尝之微苦。"姐妹俩听罢，立即告别老郎中四处采集，不久便满载而归。由于操劳过度，姐妹俩回到家乡就生病了。虽然如此，她们还是用采来的草药煎汤给乡亲们服用，很快痊愈。在父母的呵护和乡亲们的关怀下，她们也迅速恢复了健康。为纪念姐妹俩的功绩，乡亲们便把这种草药叫作"金花银花"，渐渐地简称为"金银花"了。

九、女贞子

相传在秦汉时期，有个员外，生有一女，年方十六。不但长得窈窕动人，而且琴棋书画样样在行，员外视为掌上明珠，登门求亲的人络绎不绝。这个员外权衡再

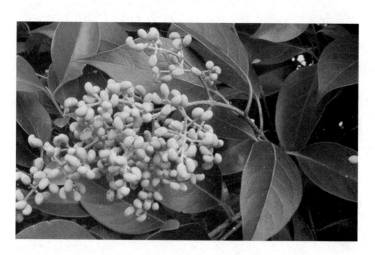

三，将女儿许配给县令之子，以图升官发财，光宗耀祖。谁知员外之女是个秉性刚烈的女子，瞧不起纨绔子弟，视金钱权势如粪土，私自与府中教书先生订下终身。任凭父亲花言巧语，

软硬兼施，她至死不从。待到逼嫁之日，含恨撞死在闺房中，以死明志。那教书先生因此忧郁成疾，终日茶饭不思，卧床不起，遂被员外逐出府外。

数年后的一个秋天，教书先生硬撑着病体，到此女坟前凭吊。见坟上长了一棵枝叶繁茂的小树，结着乌黑发亮的果实。先生细观树影，颇似员外之女，淡妆素裹，亭亭玉立。他颤抖着干枯的双手，抚摸树干，流下辛酸的眼泪。顷刻间枝叶窸窣有声，落下许多果实。先生拾取数枚，含入口中，味甘而微苦，直沁心脾，精神一振，心潮起伏，往事历历在目。从此，先生每日必到坟前，精心培育此树，以果实充饥，寄托哀思。天长日久，此树变得郁郁葱葱，生机盎然。教书先生的病情也日益好转，过早变白的头发开始转黑。他百感交集吟道："此树即尔兮，贞洁无瑕兮。杆知吾心兮，叶乃吾衣兮。果是吾粮兮，影名吾身兮。相依为命兮，永不分离兮。"后来，人们为纪念这位执着追求纯真爱情的女子，便将树上的果子命名为"女贞子"。

十、仙鹤草

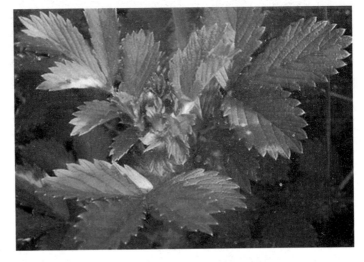

很久以前，有两个秀才进京赶考。因怕误了考期，他俩马不停蹄，累得气短体虚。一天，他们走进一片荒滩，又渴又饿，无处歇脚。其中一个因连日赶路火气上升，突然鼻子流血不止；另一秀才急忙用布条为他塞鼻子，可血又从嘴里流出来。"这可怎么办？"他想，有点水或一块湿润的石头该多好呀！

正在这时，听到"唰"的一声，只见一只仙鹤从头上飞过。口鼻冒血的那位秀才张开双臂喊道："仙鹤啊，把你的翅膀借我一用，让我飞出这个鬼地方吧！"仙鹤受惊，叼在嘴上的野草掉了下来。另一个秀才捡起野草说："翅膀借不起，先拿它润润嗓子吧。"口鼻流血的秀才接过野草，塞进嘴里嚼起来。不一会儿，流血止住了。两人高兴极了："哈哈，仙鹤送仙草来了。"

这两个秀才总算没有耽误考期。几年过去，都做了官。后来两人见面，想起赴京途中的遭遇和仙鹤送来的仙草，于是画出草的样子，命人照图寻草。这样找了好几年，总算把它找到了。为了纪念送药的仙鹤，就把这种草命名为"仙鹤草"。

十一、何首乌

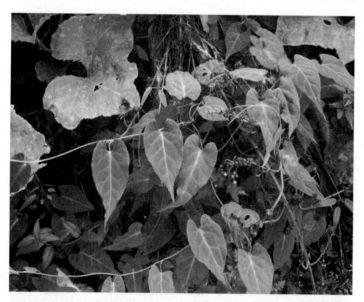

唐代顺州南河县（今河北邢台一带），有个叫何田儿的人，体弱多病，年已五十，仍未得子。一天，何田儿上山采药，发现有种藤蔓相交的植物，觉得很蹊跷，便将其根挖回，但是无人识得这是什么植物。有人戏弄何田儿说："你已年过五十，尚无子嗣，这东西或许是天赐神药，何不吃着试试，也许对你有用！"何田儿是个老实巴交的农民，真的把它切碎煎水，每天服用二次。想不到，日子一久，旧病痊愈，感到精力旺盛；再服用一些时候，花白的头发变乌黑了。十年内连生数子。其中一子名延秀，学其父亲，坚持服用此药，活到160岁。孙子何首乌，也喜爱服用此药，活了130岁。这件事不胫而走，人人争着服用这种"灵丹妙药"，同时用何家第三代的姓名为它命名，叫它"何首乌"。

十二、车前草

车前草又叫牛甜草、医马草、车轱辘菜，原本是一种不引人瞩目的野草。

相传，西汉名将霍去病在抗击匈奴的战争中，被匈奴兵围困在一个荒无人烟的地方。时值六月，暑热蒸人，粮草将尽，水源不足。将士纷纷病倒，许多人小便淋漓不尽、尿赤、尿痛、面部浮肿。面对困境，霍将军焦急万分。正在万难之际，将军的马夫发现所有的战马都安然无恙，他将观察结果报告给了将军。原来，这些战马吃了长在战车前面的一种野草。霍将军立即命令将士们用这种野草煎汤喝，战士

们皆奇迹般地痊愈了。士
兵们英勇奋战，取得了这
次战斗的胜利。霍将军大
喜，因为这种草生长在停
放的战车面前，就将将其
命名为"车前草"。

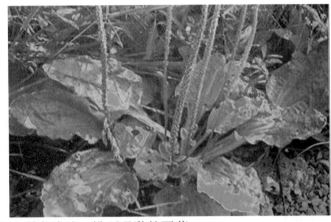

从此，车前草治病救
人的美名传扬开了。经过
历代名医发掘整理，车前草成为利水消肿、排石通淋的要药。

十三、升麻

从前，有户姓赵的人家，爹在外做小买卖，娘在内持家，女儿青梅帮人洗衣补
贴家用，日子虽然清苦，倒也和和美美。不料青梅娘得了子宫脱垂病，没几天竟卧
床不起，不能进食，面色苍白。青梅父女急忙请郎中治疗，未见好转，看来青梅娘
快不行了。

一天，青梅对双眉紧锁的爹说："爹，发愁也没有用。这样吧，我们贴个告示，
谁能治好娘的病，我就嫁给他。"青梅爹十分吃惊："女儿呀，婚姻大事岂能儿戏。"
青梅劝道："家中贫苦，我们没有钱给娘治病。娘劳苦一生，可不能让她就这么走
了。我已经决定了，不论富贵贫贱，孤残老丑，只要能治好娘的病，我就嫁给他。"
青梅爹看看女儿，想想日子一贫如洗，只得同意了，于是贴出了治病招亲的告示。

晚上，青梅梦见一位老神仙对她说："青梅呀，你救母的一片孝心感动了上苍，
玉帝派我告诉你一句话，
'竹马到来日，洞房花烛时'。
切记切记！"青梅醒来后百思
不解其意。

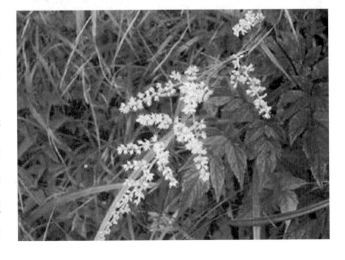

说来也巧，有一个穷苦
青年，父母双亡，以采药为
生。一天晚上，也梦见老神
仙对他说："牢记'竹马送
来日，洞房花烛时'。快上山

挖仙药，能成就好姻缘。"第二天，他听说了青梅家治病招亲的事儿，立刻背上药篓去找"竹马"了。功夫不负有心人，终于在一片野草下发现了跟传说相吻合的棕黑色"竹马"，急忙挖出来，给青梅家送去。青梅娘喝了用"竹马"熬的药，病渐渐好了起来。

青梅和那位青年成了亲，一家人恩恩爱爱，过着幸福生活。人们由此知道了"竹马"的神奇功效，一传十，十传百，天长日久，"竹马"被传成了"升麻"。虽然名字以讹传讹，治疗的效果却实实在在。

十四、菟丝子

很久以前，有个养兔成癖的财主，专雇一个长工给他养兔，并规定死掉一只兔，扣掉四分之一工钱。

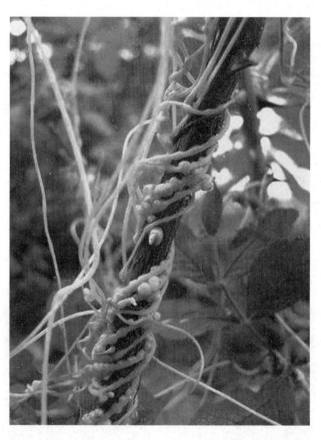

一天，养兔的长工不小心将一只兔子的腰部打成重伤。他怕财主看到，便偷偷将伤兔藏在黄豆地里。后来，他发现这只伤兔并没有死。他把这件怪事告诉父亲，父亲吩咐他要将此事探个究竟。长工又将一只受伤的兔子放进黄豆地，发现伤兔很喜欢吃一种缠在豆秸上的野生黄丝藤。长工把观察到的情况告诉父亲，父子俩断定：黄丝藤可以治疗腰伤。由于黄丝藤首先治好的是兔子，形状又如细丝，于是给它取名叫"兔丝子"。由于黄丝藤——兔丝子是味草药，后人便在"兔"字上加上草字头，这样就成了"菟丝子"，一直沿用至今。有人还编了一个谜语来说明它的特征和功效："澄黄丝儿草上缠，亦非金属亦非棉，能补肝肾强筋骨，此是何药猜猜看？"

十五、茯苓

从前有个员外，家里仅有一个女儿，名叫小玲。员外雇了一个叫小伏的壮实小伙子料理家务，由于老实勤快，员外的女儿暗暗喜欢上了他。员外知道后，非常不高兴，认为俩人门不当户不对，不能联姻，便准备把小伏赶走，还把自己的女儿关起来，托媒许配给富家子弟。小伏和小玲得知后，一起从家里逃出来，住进一个小村庄。

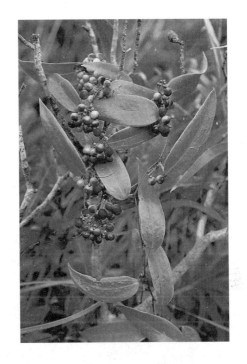

后来小玲得了风湿病，常常卧床不起，小伏日夜照顾她，两人患难相依。一天，小伏进山为小玲采药，忽然看见前面有只野兔。他一箭射中兔子后腿，兔子带着伤跑了。小伏紧追不舍，追到一片遭到砍伐的松林，兔子不见了。他四处寻找，发现一棵松树旁，一个球形的东西上插着他的箭。小伏拔出箭，棕黑色表皮裂口下露出白色的肉质。他把这种东西挖回家，做熟了给小玲吃。第二天，小玲的身体就舒服多了。小伏非常高兴，经常挖这种东西给小玲吃，小玲的风湿病渐渐痊愈了。因为这种药是小伏和小玲第一个发现的，人们就把它称为"茯苓"。

十六、龙胆草

大洋山曾家村有个穷孩子叫曾童，长年替财主放牛过日子。一天，曾童牵牛上山，见山坪的水塘中有个美女在洗澡，就躲在草丛里张望。美女洗完澡，走上岸来，忽然变成一条大蛇，盘在塘边呼呼睡去，口里吐出一颗珠子，闪闪发光。曾童壮大胆子，慢慢走上前去，悄悄拾起，放在身边玩。原来这是一条修炼已久、能变化人形的蛇精，这颗珠就是蛇丹。

蛇精睡醒，找不见蛇丹，心里慌张，急忙变做一个"老聍（níng）客"四下里寻找起来。老聍客见了曾童，就问："放牛阿哥，你是否看见有颗珠子落在地上？"曾童从袋里摸出蛇丹，双手送还给她。

老蛇客见曾童诚实，问道："孩子，你叫什么名字？你有家吗？""我叫曾童，爹娘早死，家里只剩我一个人了。""孩子，你若愿意，就拜我做干娘，到我家里，我供你吃，供你穿，还教你识字练功夫，好吗？"曾童见蛇精没有恶意，就点点头，跟她走了。

曾童做了蛇娘的干儿子，在洞府里一住三年。这天，正是曾童十六岁生日，蛇娘说："你已长大，可以去做事了。现在有个出仕的机会，当今太子生了重病，没人能治好。你去治好他，就会'白马任骑，高官任做'了！""我不会看病。""没关系，为娘肚里有胆汁，你钻进去取一点，准能治好。"蛇娘说着给曾童一枚针和一只小空瓶，马上现出大蛇原形，伏在地上，张开大口。曾童顺蛇口钻入蛇肚，摸到蛇胆，举针一刺，接了几滴胆汁，又钻出来。

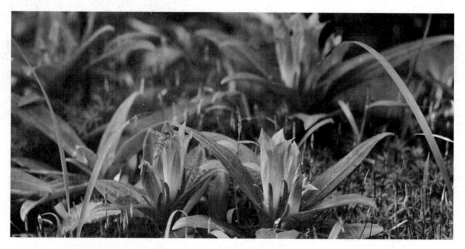

蛇娘为曾童收拾行装，送到门外，对曾童说："以后有难事就找娘，只要爬上三十三级崖梯，敲三下，娘就会开门的。"曾童记下，一路走去。

曾童来到京城，揭了皇榜，用蛇胆汁治好了太子的病。皇帝怜他年少，父母双亡，就留他伴太子读书习武。还赐名曾相，说是日后太子登基再拜为丞相。

过了一年，公主也生了与太子一样的病。皇帝召来曾相，说："卿若能治好公主，朕就招你为驸马。"

曾童想起蛇娘的吩咐，连夜赶回大洋山，爬上崖梯，数到三十三级时停下，敲了三声，石门立即打开。母子相见，格外欢喜。

蛇娘已知曾相的来意，又给他一枚针和一只空瓶，还交代说："你这次入肚取胆汁，只能用针戳一下，勿贪多！"

曾相钻入蛇肚，刺了一下，接了胆汁，偏偏心想：胆汁这么灵，索性多取一点。

娘啊娘，你不要小气，多为儿的将来着想吧！于是举起手来，一连猛刺几针。大蛇负痛，嘴巴一闭，肚子一缩，打了几个滚，昏过去了。曾相呢，也被活活闷死了。

蛇娘苏醒，觉得恶心，就大口大口吐了起来。那些胆汁吐到草上，就成了"蛇胆草"。

蛇娘怨曾相贪心，又怜公主病重，就化成老聍客，采了蛇胆草，来到金銮殿。推说曾相暴死，由娘代子送药，公主服了蛇胆草，病也好了。

皇帝一时高兴，问起草药的名字。皇帝没听清，就说："龙胆草好，龙胆草好！"皇帝是"金口"，"蛇胆草"就成了"龙胆草"了。

说话间，老聍客已不见了。

后人根据这个传说，在大洋山顶盖了一座"蛇神庙"，门楣刻着一副对联：心平还珠蛇神为娘，意贪刺胆蛇娘吞相。

十七、杜仲

多年以前，洞庭湖货运主要靠小木船，纤夫由于成年累月低头弯腰拉纤赶路，积劳成疾，十有八九患上了腰腿痛的顽症。有一位名叫杜仲的青年纤夫，想找到一味药来解除同伴的疾苦。

为了实现这一愿望，他告别父母，离家上山采药。转眼已离家二十一天，干粮也快吃光了，可要找的药连个影子都没见。又饥又乏之际，突然看见一位采药老翁，他急忙上前拜见，可老翁转头就走。他疾步上前拜求老翁，诉说了自己上山采药的原因。老翁被感动了，从药篓中掏出一块树皮，指着对面的高山叮嘱："此药就在对面山上，专治腰腿疼痛。山高坡陡，采药时可要小心性命！"杜仲连连道谢，拜别老翁，沿山间险道攀缘而上。半路上，遇到一位老樵夫，听说杜仲要上山顶采药，连忙劝阻："孩子，想必你家中还有老小，如果不到万不得已，何必冒此大险呢！"杜仲一心要为同伴解除病痛，毫不动摇，爬到半山腰时，无意中朝下一看，顿觉天旋地转，一个倒

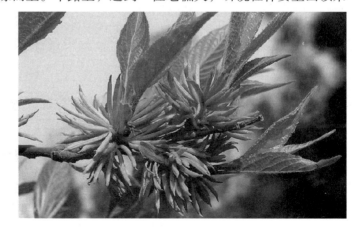

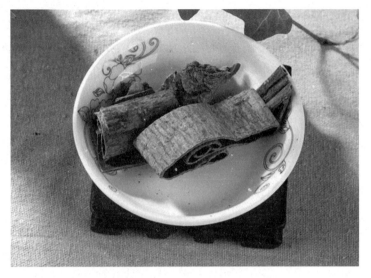

栽葱滚落山涧，万幸身子挂在了大树上。过了一会儿，他清醒过来，发现身边正是要找的那种树，于是拼命采集。但毕竟饥肠辘辘，精疲力竭，又昏倒在悬崖上，最后被山水冲入烟波浩渺的八百里洞庭。

洞庭湖的纤夫听到这一噩耗，四处寻找，找了多日，终于在湖畔一片树林中找到杜仲的尸体，双手还紧紧抱着一捆树皮。纤夫们含着泪水，吃了树皮煎的药，腰膝痛全好了。为了纪念杜仲，人们将此树皮正式命名为"杜仲"。

十八、半夏

石羊场有个叫李富安的乡民，想多子多福，妻子已为他生下七个儿女，还不满足。48岁那年，第八个小孩呱呱坠地，因为夏天刚好过半，李富安给她取名叫半夏。半夏长到10岁时，因家里人多地少，难以维持生活，李富安就把她送到相盖山佛寺诵经。半夏到相盖山后，一心想修炼成佛，摆脱人间痛苦。一天晚上，佛祖托梦告诉她："你虽然修炼多年，但没有为天下众生消灾免难，所以不能修成正果。"半夏醒来后就按佛祖旨意，离开相盖山，在普州城摆起了药摊，给百姓治病。

男人们看见药摊旁站着一位十分美丽、面带笑容的姑娘，都不好意思找她治病。一位从乡下进城的老太太，走到半夏跟前问道："姑娘，我没有钱。你若能治好我的病，我就当你的下人，服侍你一辈子。"半夏听了，摸着她的手说："大娘，我会治好你的病，不收分文。"

药包好了，老太太感激地接过来，回到家里就煎服了一次，第二天早上又喝了一次，中午觉得浑身轻松，什么病都没了。她逢人就说："街上有一位年轻的神医，治好了我多年的顽疾。"此事一传十，十传百，很快姑娘药到病除的名声就传遍普州。百姓们携儿带女、拄拐扶杖来找她，她不分白天黑夜，随到随治，被整个普州传为神医。

一天，半夏姑娘在石羊场为百姓治病。突然来了一位小伙子对她说："我是天上的六甲神。因你为百姓排忧解难，功德圆满。特奉玉帝旨意，召你上天列入仙班。命你明日太阳出山时，到相盖山华严洞排班听封。"六甲神说完，踏上一朵莲花走进祥云。半夏姑娘十分兴奋，心想，多年的愿望终于要实现了。

第二天，她早早收拾好行装，正要出门时，响起急促的敲门声。开门一看，一位壮汉抱着一个面色苍白、生命垂危的小孩，哀求半夏一定要救活他，因为他是家里的独苗。半夏姑娘尽力克制自己的心情，详寻病源，为小孩开方煎药，一勺一勺喂入口中。眼看上天的时间快到了，半夏姑娘对壮汉说："药已服下，我有事必须出去，你和孩子就住在这里，边服药边观察，等待病情好转吧。"壮汉见半夏姑娘要走，扑通一声跪在地下，哀求半夏一定要把小孩治好再走。半夏姑娘正在为难，忽见小孩口吐白沫，眼睛发直，脸色雪白。半夏姑娘急忙进行抢救，早已把听封的事忘得一干二净。

等小孩苏醒过来，听封的时间早已过了。小孩痊愈后，半夏姑娘还是去了华严洞，但什么动静都没有了。从此，她再也不想成仙成佛了，一心一意为普州百姓治病。

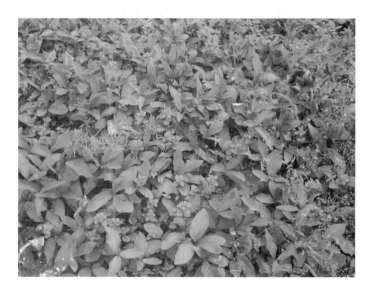

因为常年奔波、劳累，不幸积劳成疾，年纪轻轻便离开人世，前来参加葬礼的人络绎不绝。

不久，她的坟地里长出许多绿油油小苗来，苗下面结着一颗珠子大小的东西。当地人都说这是半夏姑娘变的。有病的人，特别是气管炎、胃炎、呕吐的病人挖来吃，一吃就见效，十分灵验。为纪念半夏姑娘，人们就称小苗为半夏。并在华严洞左壁首位，按半夏姑娘的样子雕了一尊坐像，永远纪念和瞻仰她。

十九、三七

很久以前，有兄弟俩，哥哥继承家学，行医看病且种植药材，弟弟则游手好闲不务正业。一天，弟弟突然得了急症，七窍出血。哥哥得知后，急忙刨了一棵草药煎汤给他喝。弟弟连服几剂，霍然痊愈。他问哥哥用的什么药，哥哥告诉他是祖传的止血草药。于是要了一些草药苗栽在自家园子里。第二年，草药苗长得枝繁叶茂。

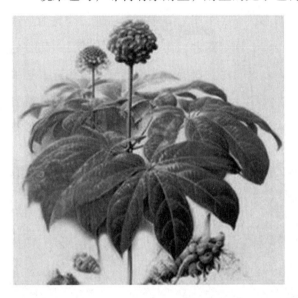

说来也巧，邻村有家财主，财主的儿子也得了出血病，吃什么药也不管用，眼看就要死了。打听到弟弟患过类似的病，吃了一种草药治好的，便到弟弟家寻求帮助。弟弟听说后，把种在园子里的药挖出来，给财主的儿子煎汤喝了。几剂之后，不但没治好，人还死了。财主像疯了一样，告到县官那里，弟弟被抓了起来。哥哥得知后，急忙前去申诉，告诉县官，这并不是弟弟的过错。弟弟给财主儿子用的确实是止血草，只不过这种草药才生长了一年，还没有药性，要长到三到七年时药力才最强。这件事轰动了十里八乡，渐传渐广，大家都掌握了这种草药的药性和采挖时间。后来，人们就给这种草药起名叫"三七"，意思是生长三至七年的药效最佳。

二十、银杏

笔架山下住着两户人家，红豆、白果两小无猜，亲如兄妹。白果10岁时，妈妈染上地方病。听老人说，不管怎样吃药，最多只能活一年。传说昆仑山的一种药果能治好这种病，因为路远难行，采药的人大都有去无回。白果的爸爸打算去神农山采药，苦于白果与病妻无人照顾。红豆一家知道了，红豆爸爸说："我去采药吧。"白果的爸爸不同意，红豆的妈妈说："烟火邻居，分什么你我呢？再说互帮互助是做人的本分。"半年过去了，不见红豆爸爸采药归来。白果妈妈等不及病死了，红豆爸爸采药时攀爬悬崖摔死了。白果失去了妈妈，红豆失去了爸爸，两家人相依为命。天有不测风云，就在红豆十八岁那年，妈妈也染上该死的地方病。红豆决定去昆仑山寻找药果，经历了九九八十一难，到达了昆仑山。红豆的孝心感动了山神，山神递给红豆一颗药果说："此乃天地之灵根所结，只能给你的妈妈吃，一旦他人吃了，你会立刻变成哑巴畜生。切记！切记！"红豆接了药果，谢过山神，日夜兼程往回赶。

红豆离家后，白果像亲生女儿一样服侍红豆妈妈。红豆的妈妈对白果说：

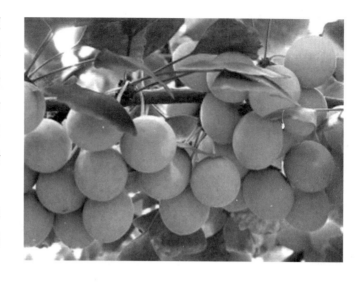

"孩子，不要管我了，这病会传染的。"白果说："我妈妈死得早，我是您一手拉大的，世上哪有知恩不报的呢？"

不久，白果也染了病。红豆回到家里，就把药果往妈妈嘴里喂。妈妈问："采了几颗药果？"当妈妈得知只有一颗药果时，心里拿定主意，轻轻对白果说："快去地里把你爸爸叫回来，我有话对他说。"

支走了白果，妈妈对红豆说："白果因为服侍我染病，她年纪小，药果就给她吃吧。妈老了，身体不行了。"红豆跪在妈妈床前，边哭边说："您先吃吧，妈妈，我明天再去神农山为白果采药。"妈妈为儿子擦掉泪水，说："孩子，做人一定要多为他人着想。妈待会再吃药果，现在我要上茅房，你快去叫白果过来帮忙吧。"等待红豆、白果双双跑回家，妈妈已经在床架上吊死了。安葬了妈妈，红豆把药果送给白果。白果吞下药果，药到病除，精神百倍。正要感谢红豆时，却见他很快变成一只黑油油的动物，就是后来被人们尊为山神的"白猸子"。白果从惊愕中醒来，放声痛哭。

她想这一切都归罪于可恶的地方病，地方病害得无数百姓家破人亡。既然药果可以治好地方病，为什么不让它在家乡生根发芽呢？那样不就彻底解决地方病带给乡亲们的痛苦了吗？只可惜药果已经吞下肚了，要想它不变质，只有迅速死去。于是留下遗书，悬梁自尽。

按照白果的要求，不用棺材迅速把她埋在山脚下土质疏松的地方。很快坟地里长出一棵树苗，树长大了，结出的果子就是地方病的克星。乡亲们采摘方便，不再受地方病折磨了。

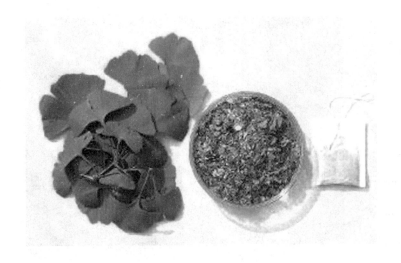

为了纪念白果姑娘，乡亲们就把这药果叫作白果。红豆、白果为了他人变成动物和植物，但他们仍通人性。白猸子依恋白果树，一年四季守护在白果树周围。

二十一、当归

从前，有个青年名叫王福，勤劳善良，靠采药与母亲相依为命。离家几百里有座高山，据说山上有很神奇的药草。但由于山高路险，加上毒蛇猛兽横行，所以很少有人敢去。王福很想探个究竟，当他征求母亲意见时，其母想挽留儿子，不便直说，就建议他娶了亲再走。王福遵照母亲意思，择期成家。终于有一天，他对依依不舍的妻子说："我若三年不归，你可另嫁他人。"次日，毅然出门上山去了。转眼三年过去了，仍不见儿子回来，估计必死无疑。王母通情达理，遵照儿子的托付，劝媳妇改嫁。谁知媳妇改嫁不到半月，王福竟满载名贵药材而归。见妻子改嫁，他指着药材说："原来打算卖掉药材，给你置办衣物首饰。如今既已另适他人，就把这些药材送给你吧。"新妇悲痛感伤，忧郁成疾，月事不调，骨瘦如柴。她拿起王福带回的药材，生啖活吞，期望中毒，了却此生。谁知吃了以后，反而月经通调，日益康复。后人

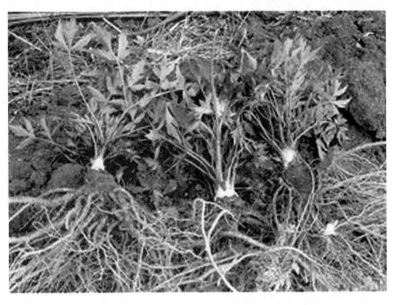

便取唐诗中"正当归时又不归"中的"当归"两字，做了此药名称。

二十二、浮萍

一个风雨交加的下午，李时珍避雨来到一条小船上。老渔翁和他的两个不到十岁的孙子热情接待了他。老渔翁为李时珍端来吃的，李时珍从包里拿出一瓶酒，宾主共坐，相谈甚欢。在了解到李时珍的职业和人品后，老人把自己知道的药物知识全部告诉了他。末了，老渔翁说："我们这里还有一种草药，能治身痒、癣疮。"

李时珍问："它生长在什么地方，有什么特征呢？""这种草长在水上，离我们很近。"老渔翁笑哈哈地说了四句顺口溜："天生灵芝本无根，不在山间不在岸。始因飞絮逐东风，泛根青青浮水面。"一旁大孙子听后说了一首童谣："有根不带沙，有叶不开花。最爱随风飘，江河都是家。"接着，小孙子也唱出一段儿歌："有根不着地，有叶不开花。整日随风飘，四海就是家。""三个谜语一个谜底"，李时珍自言自语道。他低头思索，忽然眼睛一亮，抬头指着船外在风雨中飘飘摇摇却团聚不散的一种水草说："就是它——浮萍！"

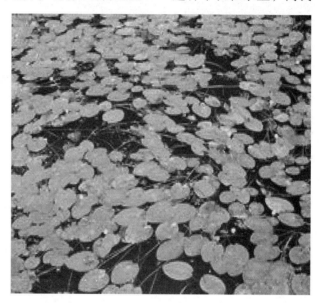

二十三、人参

山东有座云梦山，山上有座云梦寺，寺里有老小俩和尚。老和尚早已无心烧香拜佛，天天下山游荡。小和尚守在寺中，还时常遭老和尚怪罪刁难。一天，老和尚临行前，给小和尚安排了很多活计。小和尚吃力地干着，累得腰酸背痛。这时，不知从何处跑来一个穿红肚兜的小孩，不声不响地帮他干起活来。说来也怪，在红肚兜小孩的帮助下，活儿很快做完了。此后，只要老和尚下山去，红兜肚小孩就来帮助小和尚忙这忙那。老和尚返回寺中，小孩就不知去向了。

老和尚不论给小和尚安排多少活计，他总能做完做好。而且，近来小和尚与以

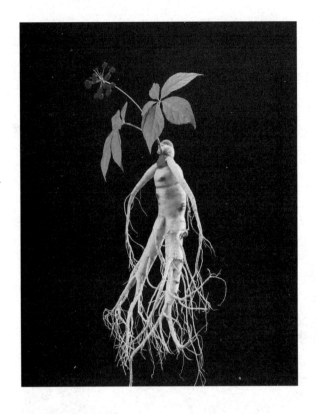

前判若两人，脸红润了，精神清爽身体健康。老和尚甚感奇怪，遂叫来小和尚，刨根问底。威逼利诱之下，小和尚只好说出实情。老和尚心想，崇山峻岭，哪来的红肚兜小孩？莫非是仙草棒棰（人参）？于是，他从木箱中取出一根长长的红线，穿上针，递给小和尚说："小孩如再来时，你悄悄把这根针别在他的红肚兜上。"老和尚下山了，红肚兜小孩又来了。小和尚想把实情告诉他，又怕老和尚责罚。小孩干完活，准备返回时，小和尚趁其不备将针别在了小孩的肚兜上。次日，老和尚把小和尚锁在库房中，手持镐头，顺着红线，来到一株老松树下，看见那针插在一棵棒棰苗上。他高兴极了，举起镐头，恶狠狠地刨下去，挖出一个"参童"来。

老和尚把"参童"带回寺里，放入锅中，加上水，盖好锅盖又压上了大石头，唤来小和尚，生火烧煮。这时，老和尚朋友忽来寺中，言有要事，请老和尚下山一趟。老和尚难以推辞，只好随其下山。临别，老和尚反复叮嘱小和尚："我不回寺，不准揭开锅盖！"

不一会儿锅开了，锅内冒出一股香气。小和尚好奇，搬开石头，揭开锅盖，只见锅内煮着一只大棒棰。小和尚用勺舀汤喝，又香又甜。受了美味的诱惑，小和尚索性将人参与汤吃喝个精光。

老和尚办完事，匆忙赶回寺中，打开锅盖，锅里空荡荡的。追问小和尚人参的去处，顺手取一木棍向小和尚打去。小和尚不知所措，在寺里奔跑躲藏，跑着跑着，顿觉两腿生风，悠然腾空。老和尚看见这般情景，心想"参童"定是被小和尚偷吃了，懊悔不已。

原来，老松树下长着一对人参。自从那棵"参童"被老和尚挖走以后，没被挖去的这棵人参伤心极了。老松树说："好孩子，别哭了，这儿是住不下去了，我带你到关东去吧。那里人烟稀少，我可以永远保护你。"人参不哭了，他和小伙伴

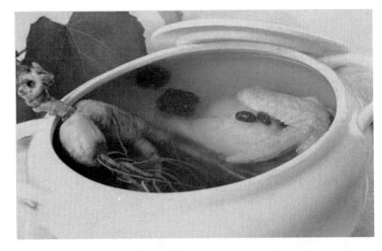

们，跟随老松树来到关东的深山老林，寻得宜居之地，在长白山安家落户了。

二十四、白头翁

有个青年闹肚子，疼得一阵阵直冒汗。他捧着肚子去找医生，恰巧医生被别人请去了。青年只得回家，不料，半路上病情加剧，肠如刀绞，行动不得，只好躺在地上。

一位白发苍苍的老爷爷拄着拐杖走来，问年轻人："你怎么睡在这儿呀？小伙子！"

"我正在闹肚子，疼坏啦！"年轻人答道。

"怎么不去看医生？"

"医生不在家呀。"

"那就找点药吃啊！"

"让我哪里找去？"

"嘿，你身边不就有治闹肚子的药吗？"

"在哪儿？"年轻人急问。

老爷爷用拐杖指着路边一棵果实上长着白毛的草，说："这东西的根就是药。你挖回去煎汤，连吃三剂就好。"

"真的吗？"

"你看，我都这么一把年纪了，还能说瞎话吗？告诉你吧，这是我家独有的秘方，就借你传给世人吧。"

老爷爷说完，转身走了。

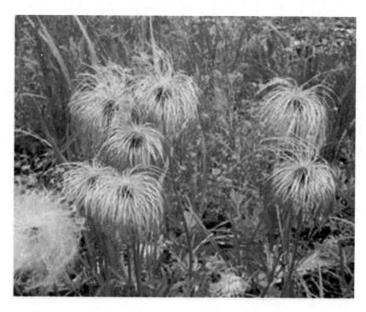

青年还是将信将疑。过了一会，觉得肚子好受一点，就挖了几棵果实上长着白毛的野草回家了。到了下半夜，肚子又疼起来，泻肚子的次数也增加了。青年实在扛不住了，只好试试老人的办法。他把那些野草根子洗干净，切了片、煎成汤。当时喝了一剂，第二天早晨，又喝一剂，到第三天，肚子不疼了，也不泄了。青年十分高兴。

后来，邻居有人得了痢疾，青年就扛上铁锹，到村外荒地里挖这种药草。病人吃过都好了。大家问青年："你什么时候学会医道啦?"

青年讲述了老爷爷传授单方的故事。

人们又问："哪儿来的老爷爷?"

"我忘问啦。"

"这药草叫什么呢?"

"老爷爷没说。"

青年十分后悔。他来到上次碰见老人的地方，想找到老人，当面致谢。可是，问来问去，怎么也打听不出那位老人的来历和下落。大伙都说："没有见过这么一位老先生啊!"

年轻人很失望。看着土埂上长满白毛的药草，正随风轻轻摇动。年轻人惊叫道："哎呀，怕是南极仙翁显圣，亲传秘方来了吧! 对，不能让后辈儿孙忘记传药的老爷爷，这种草，就叫'白头翁'吧。"

二十五、菊花

很久以前，大运河边住着一个叫阿牛的农民。阿牛家里很穷，七岁就没了父亲，靠母亲纺织度日。阿牛母亲因早年丧夫，生活艰辛，经常哭泣，把眼睛哭坏了。阿牛长到十三岁，对母亲说："妈妈，你眼睛不好，今后不要再日夜纺纱织布，我已经长大，能养活你！"他就去张财主家做小长工，两年后，母亲的眼病越来越重，竟双目失明了。阿牛想，母亲的眼睛因我而盲，无论如何也要治好她的病。他一边给财主做工，一边起早摸黑开荒种菜，靠卖菜换钱给母亲求医买药。也不知吃了多少药，母亲的眼病仍不见好转。一天夜里，阿牛做了一个梦，梦见一个漂亮姑娘来帮他种菜，告诉他说："沿运河往西数十里，有个天花荡，荡中有一株白菊花。这花到九月初九重阳节才开放，你用这花煎汤给母亲吃，定能治好她的病。"重阳节那天，阿牛带了干粮，去天花荡寻找白菊花。他在那里找了很久，只有黄菊花。一直找到下午，才在小土墩旁的草丛中找到一株白菊花。这株白菊长得特

别，一梗九分枝，眼前只开一朵，其余八朵含苞待放。阿牛将这株白菊连根带土挖了回来，种在自家屋旁。经过浇水护理，不久八枚花朵也陆续绽开，又香又好看。于是他每天采下一朵白菊煎汤给母亲

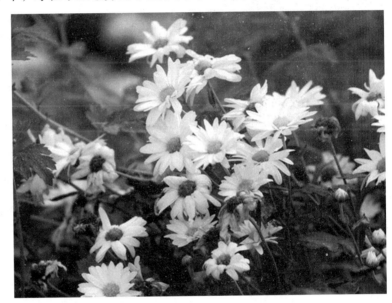

服用，喝完七朵菊花汤，母亲的眼睛复明了。

白菊花能治眼病的消息很快传了出去，张财主将阿牛叫去，命他立即将白菊移栽到张家花园里。阿牛当然不肯。张财主便派人到阿牛家强抢，因双方争夺，菊花被折断，他们才扬长而去。阿牛十分伤心，坐在摧折的白菊旁，直至深夜不肯离开。半夜之后，他朦胧的泪眼猛然一亮，上次梦见的漂亮姑娘来到身边。姑娘劝他说："阿牛，你的孝心已经有了好报，不要伤心，回去睡吧！"阿牛说："这株菊花救过我的亲人，它遭到摧残，我心里很难受！"姑娘说："菊花梗子虽然断了，但根还在。你只要将根挖出来，移植到另一个地方，就会长出白菊花。"阿牛问："姑娘，你是何人，我要好好谢你。"姑娘说："我是天上的菊花仙子，特来助你，无须报答。你只要按照《种菊谣》去做，白菊花定能种活。"菊花仙子接着念道：

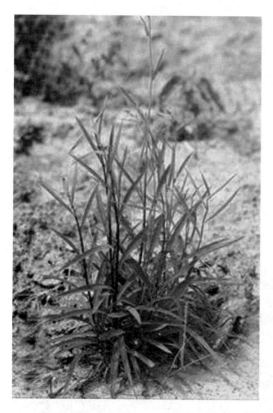

"三分四平头，五月水淋头，六月甩料头，七八捂墩头，九月滚绣球。"念完就不见了。

二十六、柴胡

唐代有个胡进士，家里有个长工叫二慢。秋天，二慢得了瘟病，胡进士怕传染给家人，就让他离开。二慢来到水塘边，在杂草丛里躺着，觉得又渴又饿，浑身无力，便挖了些草根吃。一连吃了七天，周围的草根吃完了，二慢试着站立，觉得身上有劲了。从此，二慢的病再没犯过。

过些日子，胡进士的儿子也得了瘟病。他请了许多医生，谁也治不好。胡进士想起二慢，找来询问后，急忙命人挖草根洗净煎汤，儿子连喝几天，病也好了。胡进士很高兴，想给药草起个名字，那东西原来是当柴烧的，自己又姓胡，就叫它"柴胡"吧。

二十七、莲花

很久以前，辽东半岛、渤海与黄海交界处有个地方叫普兰店。普兰店东三华里处是一片水乡，湖里住着美丽而善良的莲花仙子。两岸百姓在莲花仙子的呵护下，过着美满祥和的生活。朴实善良的百姓万万没有想到，这里将发生惊天动地的劫难。

一个阳光明媚的早晨，莲花湖畔的百姓像往常一

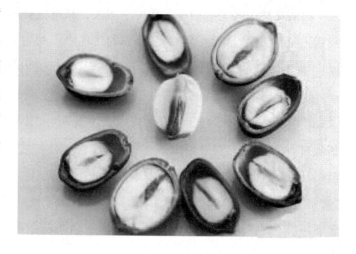

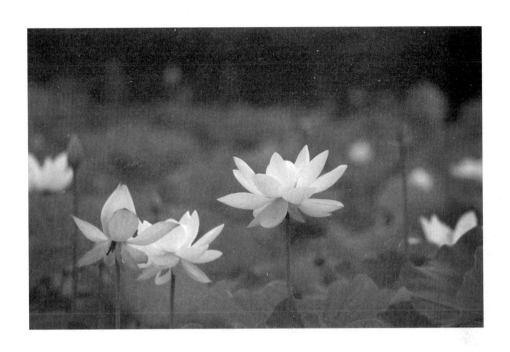

样耕耘、织布、养蚕、狩猎……突然空中乌云密布、狂风骤起，渤海里一股黑色龙卷风向着莲花湖席卷而来，蛟龙王子露出狰狞面目，大声吼叫："我要在这里称王，我要娶莲花仙子为妻。你们都听着，从现在开始，一切都要服从于我。"当地人早就痛恨这条蛟龙，便拿起武器同它斗争。可是弱小的人类哪里是它的对手，看着百姓纷纷倒下，莲花仙子穿上最心爱的粉红衣裙，手拿祖传的双锋宝剑冲出湖面，与蛟龙展开生死搏斗。这是一场前所未有的大战，与蛟龙斗了七七四十九天，九九八十一回，到了最后关头，莲花仙子挥舞宝剑，一道耀眼的光从莲花湖升起，直刺蛟龙的眼睛。说时迟，那时快，莲花仙子使出全身力气飞到空中，一剑刺中蛟龙喉咙。疼痛难忍的蛟龙翻腾着身子，撞断了莲花湖南岸的高山，逃回渤海湾后便一命呜呼了。人们发现被撞断的山像两个车轮，就起名叫车轱辘山。

　　东方升起了一轮红日，万物复苏，疲惫不堪的莲花仙子奄奄一息地说："我不行了，要把身上的莲花籽全部留下来，埋在莲花湖中，让这里飘满花香，让这里的人民充满希望。"只见莲花仙子站在云端，伸出双手，一粒粒晶莹剔透的莲花籽从空中飘下来，投入大地怀抱，深埋在黝黑的泥土之中。美丽的莲花仙子却再也回不来了。

二十八、灵芝

灵芝本是天蓬元帅的千金，因违天规，受贬后托草投胎。灵芝姑娘长得特别

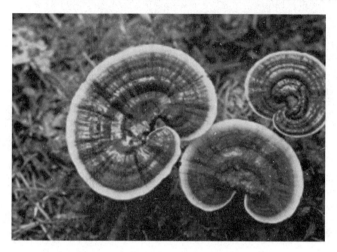

美，用沉鱼落雁之容、闭月羞花之貌形容也不为过。玉皇大帝虽有三宫六院，可那些后宫嫔妃无一人比得上她。一天，玉皇传旨，宣天蓬到凌霄宝殿见驾。天蓬元帅以为自己行为失检，大祸临头，战战兢兢跪倒在金殿不敢仰视，喃喃奏道："陛下宣微臣上殿，不知有何见谕？"玉皇一改往日的威严，满脸堆笑："爱卿休得惊慌。今日宣你非为别事，寡人最近得悉你有一女，品貌俱佳，欲破内宫额满之例，纳为一万零一号贵妃。终日侍奉左右，同享天庭荣华，不知爱卿意下如何？"天蓬官瘾极大，苦无进身之阶，闻此意，连忙叩首谢恩，并恳求玉皇早择佳日迎娶。玉皇大悦，给予天蓬丰厚的封赏。

天蓬兴冲冲回到家中，眉开眼笑将此事告诉灵芝。不料灵芝一口回绝："父亲，别看那玉皇至高至尊，实乃轻薄好色之徒。那么多后妃，有几个得到好下场？父亲倘有一点爱女之心，也不会眼睁睁看女儿落入虎口。"天蓬做梦也想不到的美事，被女儿当肥皂泡吹了。他深知女儿吃软不吃硬，忙开口哄道："傻孩子，你难道不知一人进宫全家得福吗？别看贵妃的品位比王母诸后低几级，只要你用心求取恩宠，前程无量。若一味固执，违背圣命，玉皇岂能饶你？全家的荣华富贵势必断送你手！"他暗中布置丫鬟侍女把灵芝软禁起来。

被囚的灵芝，日夜啼哭，悲伤欲绝。她深知父亲秉性，压根儿不指望他回心转意。趁戒备不严，悄悄溜出帅府，变成一根不显眼的小草，向凡间飘去。玉皇得知此事，气得暴跳如雷。为了维护自己的威严，掩盖天庭丑闻，便发旨："驱逐灵芝出仙界，贬她为一棵独居山野的小草。不准她在肥沃的土地上落脚，不准她择偶婚配，也不准她像一般小草那样有遮体的外衣。形影相吊，终身寂寞，直至悔改，再予赦免。"从此灵芝便在人间扎根了。

二十九、鱼腥草

当年，越王勾践做了吴王夫差的俘虏，忍辱负重，百般讨好夫差，方被放回越国。传说勾践回国的第一年，碰上罕见荒年，百姓无粮可吃。为了和国人共渡难关，勾践翻山越岭寻找到一种可以食用的野菜。此菜生长力特别强，总是割了又长，且清热解毒，消肿疗疮。越国上下竟靠着小小的野菜渡过难关。这种野菜有鱼腥味，遂被勾践命名为"鱼腥草"。

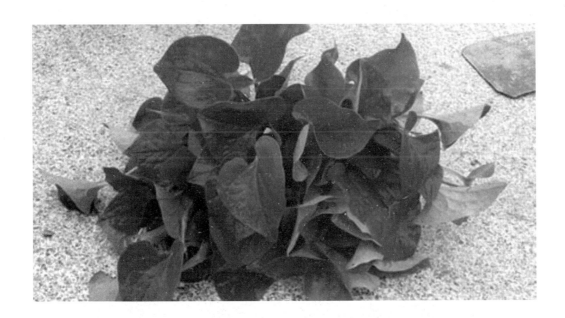

三十、丁香

丁香又名"鸡舌香"，在我国古代典籍《本草拾遗》《梦溪笔谈》《翻译名义集》《法苑珠林》《岭外代答》中多有记载，具有温中、暖肾、降逆的功效。

相传，唐代武则天掌权时，著名诗人宋之问曾充任文学侍从。他自恃仪表堂堂，又满腹诗文，理应受到武则天的重用，可事与愿违，武则天一直对他避而远之。宋之问百思不得其解，于是写了一首诗呈给武则天，以期得到重视。武则天读后对一近臣说："宋卿哪方面都不错，就是不知道自己有口臭的毛病。"

宋之问听到羞愧无比。从此之后，人们经常看见他口含丁香以解其臭。有人趣称丁香为"古代的口香糖"。

　　丁香因其形状像钉子，有强烈的香味而得名。长沙马王堆汉墓发现的古尸手中就握有丁香。此外，丁香还是很好的温胃药，对由寒邪引起的胃痛、呕吐、呃逆、腹痛、泄泻等，均有良好的疗效。用丁香治牙痛、口腔溃疡也有一定效果。

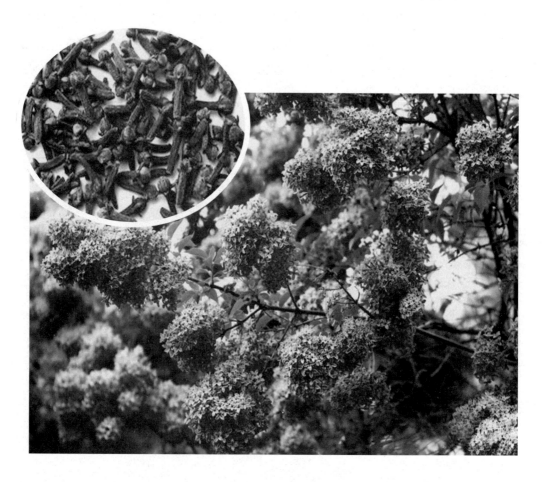

第三节　中国文学中的中医药名

一、张籍的药名体诗

答鄱阳客药名诗

唐·张籍

江皋岁暮相逢地，

黄叶霜前半夏枝。

子夜吟诗向松桂，

心中万事喜君知。

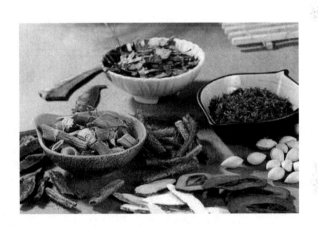

此诗初看只是一首赠答诗：江畔相逢，时近年末，树上黄叶飘零，疏枝纵横。夜半吟诗，只有凌寒傲霜的松桂那深色的树影依旧。欣慰的是，世上还有知己懂我。此诗的妙处在于：其中暗收地黄、半夏、枝（栀）子、桂心、喜君知（使君子）五味中草药名，却不露痕迹。

二、白居易的《采地黄者》

白居易（772—846），唐代大诗人，祖籍太原（今属山西），后迁居下邽（今陕西渭南），贞元进士，官至刑部尚书。其诗语言通俗，相传老婆婆也能听懂。其中涉及咏药题材者多达百首，为唐咏药诗之冠，《采地黄者》是其中之一。

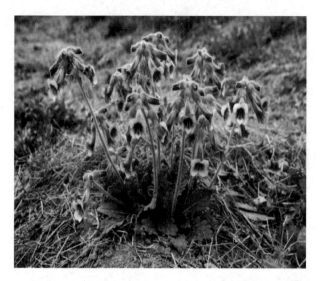

采地黄者

唐·白居易

麦死春不雨，禾横秋早霜。

岁晏无口食，田中采地黄。

采之将何用？持以易糇粮。

凌晨荷锄去，薄暮不盈筐。

携来朱门家，卖与白面郎。

与君啖肥马，可使照地光。

愿易马残粟，救此苦饥肠。

诗中通过采挖地黄这一具体场景，把采挖者艰辛和痛苦的生活，生动形象地展现在读者面前。诗的意思是说，今年春天不下雨旱死了麦子，去年秋天霜来得太早，损伤了麦苗的分蘖。年底了家里没有吃的，只好到野地里采挖地黄。挖它有什么用处？想拿它换点口粮。天刚亮就扛着锄头到山野里去，挖到天黑筐子也没有装满。拿到富贵人家，卖给那些白白胖胖的子弟。讨好人家说："买下这地黄吧！拿来喂你们的肥马，可以使它的毛色光泽发亮，都能映照到地面上。我别无他求，只想换一点马吃剩下的饲料，以解救全家饥饿的肚肠。"全诗叙事，曲折动人，情景交融，感人肺腑。

三、孔义甫《药名体》诗

宋徽宗时，户部员外郎孔平仲，字义甫，进士出身。史载其"长史学，工文辞，著续世说，绎解稗诗"。《宋诗记事》中载有两首《药名体》诗：

其一：

鄙性常山野，尤甘草舍中。

钩帘阴卷柏，障壁坐防风。

客尘依云实，流泉架木通。

行当归乡矣，已逼白头翁。

其二：

此地龙舒国，池黄兽血余。

木香多野桔，石乳最宜鱼。

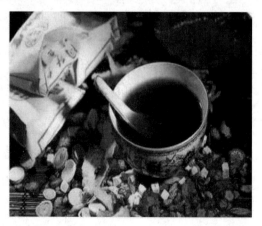

古瓦松杉冷，旱天麻麦疏。

题诗非杜若，笺腻粉难书。

诗中共嵌入常山、甘草、卷柏、防风、云实、木通、当归、白头翁、地龙、血余、木香、乳石（石乳）、瓦松、天麻、杜若等16种药名。诗人巧妙地运用这些药名，从微观到宏观，勾画了一幅山村野夫居住茅屋，眼望飞云，耳听泉声，安乐自得的闲逸情状。在这"龙舒国"里，松杉参天，野橘遍地，石乳溶洞，麻麦阡陌，好像世外桃源一样，别有新意，颇具感染力。

四、辛弃疾与药名词

南宋辛弃疾不仅是伟大的爱国词人，还是填制药名词的行家。大约在淳熙十五年（1188年）时，他写了一首《定风波·用药名招婺源马荀仲游雨岩》：

山路风来草木香，雨余凉意到胡床。泉石膏肓吾已甚，多病，提防风月费篇章。孤负寻常山简醉，独自，故应知子草玄忙。湖海早知身汗漫，谁伴？只甘松竹共凄凉。

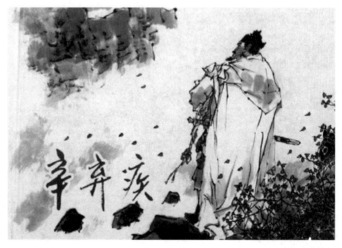

这首词里写山、写水、写石、写草、写风、写雨，眼前这些自然景象，寄托着诗人对往昔坎坷遭遇的情思，抒发了诗人内心世界的愤懑。其中用药名本字、谐音字等嵌入的有木香、禹余粮（雨余凉）、石膏、吴萸（吾已）、防风、栀子、紫草（知子草）、海藻（海早）、甘松等，药名与词意，浑然一体。

辛弃疾早年就擅长填词。据传，他新婚之后，便赴前线抗金杀敌。夜阑人静，用药名给妻子写了一首《满庭芳·静夜思》，表达思念之情：

云母屏开，珍珠帘闭，防风吹散沉香。离情抑郁，金缕织硫黄。柏影桂枝交映，从容起，弄水银堂。惊过半夏，凉透薄荷裳。一钩藤上月，寻常山夜，梦宿沙场。早已轻粉黛，独活空房。欲续断弦未得，乌头白，最苦参商。当归也！茱萸熟，地老菊花黄。

词中共用了云母、珍珠、防风、沉香、郁金、硫黄、柏叶、桂枝、苁蓉、水银、半夏、薄荷、钩藤、常山、宿沙、轻粉、独活、续断、乌头、苦参、当归、茱萸、熟地、菊花等24个中药名。据说，妻子接信后，亦以药名回书：

槟榔一去，已历半夏，岂不当归也。谁使君子，寄奴缠绕他枝，令故园芍药花无主矣。妻仰视天南星，下视忍冬藤，盼来了白芷书，茹不尽黄连苦。豆蔻不消心中恨，丁香空结雨中愁。人生三七过，看风吹西河柳，盼将军益母。

信中用了中药名16种，表达了对丈夫的绵绵情思。

五、《西厢记》红娘药方治相思

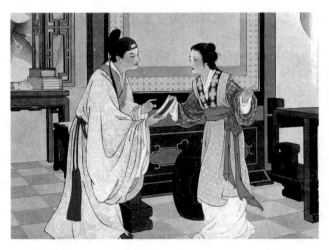

元代戏曲家王实甫，写下了不朽名剧《西厢记》。其中有一折戏叫《张君瑞害相思》，是剧中的重点场次。

这出戏说的是张君瑞和崔莺莺一见钟情，互相爱慕，但碍于封建礼教，不能在一起倾诉衷肠、永结秦晋之好，以致张君瑞害起相思病来。

凑巧，崔莺莺的贴身丫环红娘来到，告诉张生：

有一药方送来与先生，用着几般儿生药，各有制度，我说与你，桂花摇影夜深沉，醋酸当归浸。

　　[末云] 桂花性温，当归活血，怎么制度？

　　[红唱] 面靠着湖山背阴里窨（yìn），这方儿最难寻，一般两眼令人

恁。

　　[末云] 忌什么物？

　　[红唱] 忌的是知母未寝，怕的是红娘撒呓。吃了呵，稳情取使君子

一星儿参。

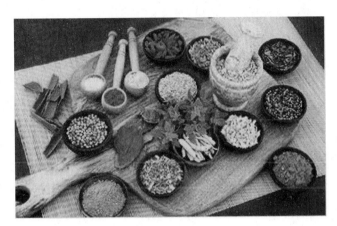

　　这一剂药确实对症，治好了张君瑞的相思病。

　　原来莺莺托红娘，前来与张生订约。红娘寓意药方，借用桂花、当归、知母、红娘子、使君子、人参六味中药名，巧妙而含蓄地传递了"情报"，使医药充当了穿针引线缔结良缘的纽带。

六、《西游记》中的药名诗词

　　小说《西游记》第三十六回"心猿正处诸缘伏，劈破旁门见月明"中，有一首唐三藏抒发情怀的诗。其诗曰：

自从益智登山盟，王不留行送出城。

路上相逢三棱子，途中催趱（zǎn）马兜铃。

寻坡转涧求荆芥，迈岭登山拜茯苓。

防己一身如竹沥，茴香何日拜朝廷？

　　这首诗选用了益智、王不留行、三棱子、马兜铃、荆芥、茯苓、防己、竹沥、茴香等 9 味中药。虽然药的功能与诗的内容无关，但这些药名却揭示了《西游记》的情节，颇堪玩味。"益智"指的是受唐王之命赴西天大雷音寺取"大乘经"的矢志不渝的信念；"王不留行"指的是唐太宗亲自为御弟三藏饯行，并与众官送出长

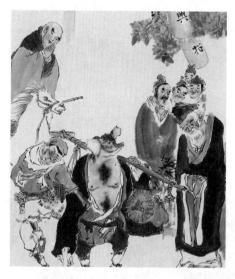

安城外；"三棱子"指的是孙悟空、猪八戒、沙和尚三个徒弟；马兜铃正是唐三藏师徒与白龙马一起匆匆赶路的形象和声音；"茯苓"指西天如来佛祖；"防己"、"竹沥"指唐僧心地清净、一尘不染，像新采的竹茎，经火炙后沥出的澄清汁液；"茴香"谐音回乡，指取经成功返回唐朝。《西游记》的作者吴承恩从近两千味中药名中，选择了能表达小说内容的几味，使中药名与状物言志浑然一体，令人拍案叫绝。

第二十八回，吴承恩还用药名填了一首《西江月》词，写孙悟空对进犯花果山残杀众猴儿的猎户进行反击的情景：

> 石打乌头粉碎，沙飞海马俱伤。人参官桂岭前忙，血染朱砂地上。
> 附子难归故里，槟榔怎得还乡？尸骸轻粉卧山场，红娘子家中盼望。

这里用了乌头、海马、人参、官桂、朱砂、附子、槟榔、轻粉、红娘子等9个中药名，生动描绘了激烈拼杀和猎户伤亡的战斗场面。

七、冯梦龙的药名情书

明代文学家、戏曲家冯梦龙（1574—1646），字犹龙，长洲（今江苏苏州）人，除著有闻名于世的《喻世明言》《警世通言》《醒世恒言》外，还编有时调集《桂枝儿》《山歌》，其中有药名写的一段情书：

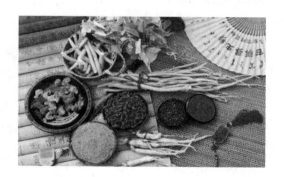

你说我，负了心，无凭枳实。激得我蹬穿了地骨皮，愿对威灵仙发下盟誓。细辛将奴想，厚朴你自知，莫把我情书也当破故纸。

想人参，最是离别恨。只为甘草口甜甜的哄到如今，黄连心苦苦的为伊耽闷，白芷儿写不尽离情字，嘱咐使君子，切莫做负恩人。你果是半夏当归也，我情愿对着天南星彻夜的等。

情书中共用了 14 个药名，情辞、情思、情趣跃然纸上，反映出这位文学大师对医药知识的精通。

八、龚自珍的《远志》诗

龚自珍（1792—1841），清末思想家，文学家。浙江仁和（今杭州）人，道光进士，官至礼部主事，曾写有一首《远志》诗：

> 九边烂熟等雕虫，远志真看小草同。
>
> 枉说健儿身手在，青灯夜雪阻山东。

这首诗的创作背景是，林则徐赴广东查禁鸦片时，曾预料英帝国主义可能出兵侵犯，建议清廷应加强战备，巩固海防，可惜他的建议未被重视和采纳。对此龚自珍心有戚戚，借喻中药名远志，吟诗抒怀。诗的大意是说，我纵然通晓兵书，熟悉边境的作战地形，有抗击敌人的具体办法，可是却得不到朝廷的重用。所以虽有保卫国家的远大理想，但却像中药远志一样，空有其名，仔细看看其长相，和普通小草没什么区别。现在虽有不凡的身

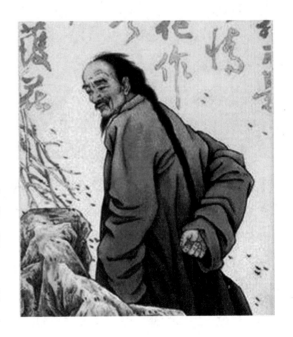

手，却像被大雪封阻在山东道上的游子一样，不能前进。诗歌借喻中药远志，生动形象地表达了自己的人生抱负，抒发了不被重用的心境和愤懑之情。

远志为远志科多年生草本植物，根和茎入药，别名"小草"。为什么又叫小草呢？据南宋刘义庆《世说新语》载，东晋大臣谢安，开始隐居东山不出，后来下山做了桓宣武的司马官。当时有人给桓公送了不少中药，其中有远志，桓宣武就问谢

安，这种药又叫小草，为什么一样药要叫两个名字呢？在场的郝隆立即回答说："处则为远志，出则为小草。"以诙谐的语言讥笑谢安。远志性温味苦辛，是常用的益智安神良药，《本经》中列为上品。

九、中医药与《红楼梦》

（一）补黛玉之弱的"人参养荣丸"

《红楼梦》第三回，黛玉初进荣国府，贾府的人问她"常服何药？为什么治不

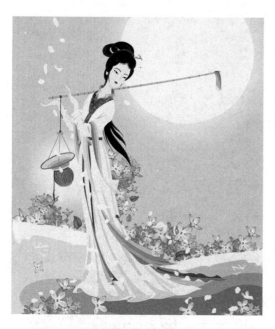

好她的不足之症"，黛玉回答说："如今还是吃人参养荣丸。"贾母闻知后说："正好我这里正配丸药呢，叫他们多配一料就是了。"

《红楼梦》中描写林黛玉"身体又极怯弱"，如"美人灯"一吹就倒。后人分析，林黛玉的病症应为肺结核。林黛玉所食的"人参养荣丸"又叫"人参养营丸"，出自宋代《太平惠民和剂局方》。具有益气养血的作用，用于治疗积劳虚损、四肢沉滞、少气心悸、小腹拘急、腰背强痛、咽干唇燥等症。不过，虽然林黛玉和贾母都服用人参养荣丸，但追求的功效却是不一样的。黛玉用人参养荣丸益气养血，治体弱多病的虚损之疾；贾母服用人参养荣丸滋养气血，延年益寿。这正是中医异病同治的典型医案。

该药的主要成分为：人参、当归、黄芪、白术、茯苓、肉桂、熟地、五味子、远志、陈皮、杭芍、甘草，有益气补血、养心安神之功效。然而，人参、肉桂性热，林黛玉虚不受补，因此又有后来的宝钗、宝玉送"燕窝"一节。可见，《红楼梦》中哪怕是一个药方，都是草蛇灰线，伏脉千里。

（二）治宝钗之冷的"冷香丸"

《红楼梦》第七回，宝钗在叙述自己的病情时说："我是从胎里带来的一股热毒，吃了一个和尚传的海上仙方'冷香丸'，才效验些。冷香丸是用白牡丹花、白荷花、白芙蓉花、白梅花和雨水这日的天落水，白露这日的露水，霜降这日的霜，

小雪这日的雪，丸了龙眼的丸子，盛在旧瓷坛里，埋在花根底下。发病的时候拿出来吃一丸，用一钱二分黄柏煎汤送下。"

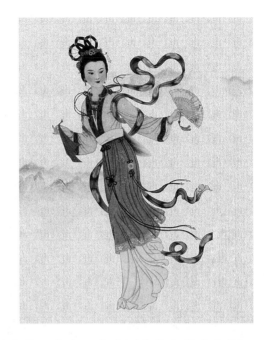

在《红楼梦》中，正如各种花卉成为意象，有些药物也是虚写，非独医病，也在暗示人物的性格与命运。据原所贤考证，宝钗患的应该是哮喘，以药测证，应该属于热哮，所以用四时之花和四时之水，加上异常香气的药末。查阅《中华方剂大辞典》，有冷香汤、冷哮丸、冷哮散的方剂名，功能是散寒化痰、平喘止哮，用来治疗冷哮寒痰之症。当代医家中，也有用花蕊入药治病的记载。

（三）祛宝玉之痴的"祛邪守灵丹"、"开窍通神散"

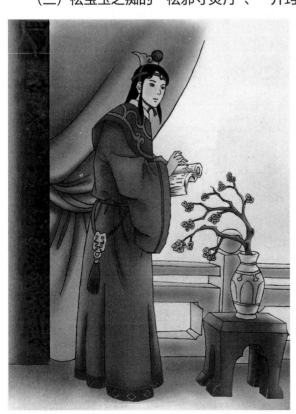

贾宝玉的病一般都是急出来的。在"紫鹃试玉"一回中，紫鹃为试探宝玉之情，谎称林黛玉要"家去"了，结果唬得宝玉"痰迷心窍"，失了心智。宝玉"两个眼珠儿直直的起来，口角边津液流出，皆不知觉"。多亏了王太医医术精湛，开了几剂醒神开窍的药，并用贾母的祛邪守灵丹、开窍通神散，才渐渐将宝玉的病情缓解。不过，真正发挥"药到病除"之效的还是紫鹃的几句解释。可见心病还得心药医，否则药石无效。

（四）治可卿之郁的"益气养荣补脾和肝汤"

《红楼梦》第十回《金寡妇贪利权受辱　张太医论病细穷源》，其中一个情节就

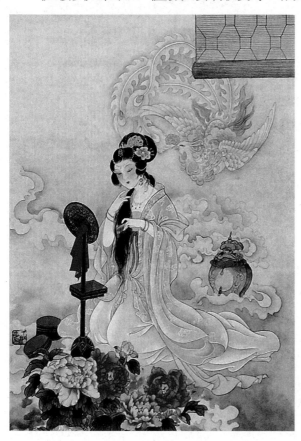

是秦可卿病情加重，好几位太医诊断或有喜或有病，却并不见好转。冯紫英向贾珍推荐了一个"幼时从学的先生"张友士前来宁国府诊疗，判断秦可卿被诸位太医耽误了的病尚有三分可治。"今年一冬是不相干的，总是过了春分，就可望痊愈了。"并写下一个药方：人参二钱，白术二钱（土炒），云苓三钱，熟地四钱，归身二钱（酒洗），白芍二钱，川芎钱半，黄芪三钱，香附米二钱（醋制），柴胡八分，怀山药二钱（炒），真阿胶二钱（蛤粉炒），延胡索钱半（酒炒），炙甘草八分。

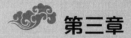

第三章

学习中医药文化

第一节 医学三字经

《医学三字经》是清代大医学家陈修园先生所著医学启蒙之作，以《内经》、仲景之书为根本，言简意赅，通俗而不离经旨，由此习医，可以不入歧途。医学三字经不仅为初学必读，而且是方家必备，时时研习，常有心得。以诗赞之：医学启蒙三字经，清源正本圣心明。升堂捷径修园指，理法得来可顺行。

［卷一］

医学源流第一

医之始	本岐黄	灵枢作	素问详	难经出	更洋洋	越汉季	有南阳
六经辨	圣道彰	伤寒著	金匮藏	垂方法	立津梁	李唐后	有千金
外台继	重医林	后作者	渐浸淫	红紫色	郑卫音	迨东垣	重脾胃
温燥行	升清气	虽未醇	亦足贵	若河间	专主火	遵之经	断自我
一二方	奇而妥	丹溪出	罕与俦	阴宜补	阳勿浮	杂病法	四字求
若子和	主攻破	中病良	勿太过	四大家	声名噪	必读书	错名号
明以后	须酌量	详而备	王肯堂	薛氏按	说骑墙	士材说	守其常
景岳出	著新方	石顽续	温补乡	献可论	合二张	诊脉法	濒湖昂
数子着	各一长	揆诸古	亦荒唐	长沙室	尚彷徨	惟韵伯	能宪章
徐尤着	本喻昌	大作者	推钱唐	取法上	得慈航		

中风第二

人百病	首中风	骤然得	八方通	闭与脱	大不同	开邪闭	续命雄

回气脱　参附功　顾其名　思其义　若舍风　非其治　火气痰　三子备
不为中　名为类　合而言　小家伎　瘄喝(yīn wāi)邪　昏仆地　急救先
柔润次　填窍方　宗金匮

虚痨第三

虚痨病　从何起　七情伤　上损是　归脾汤　二阳旨　下损由　房帏弥
伤元阳　亏肾水　肾水亏　六味拟　元阳伤　八味使　各医书　伎止此
甘药调　回生理　建中汤　金匮轨　薯蓣丸　风气弝　蟅虫丸　干血以
二神方　能起死

咳嗽第四

气上呛　咳嗽生　肺最重　胃非轻　肺如钟　撞则鸣　风寒入　外撞鸣
痨损积　内撞鸣　谁治外　六安行　谁治内　虚痨程　挟水气　小龙平
兼郁火　小柴清　姜细味　一齐烹　长沙法　细而精

疟疾第五

疟为病　属少阳　寒与热　若回翔　日一发　亦无伤　三日作　势猖狂
治之法　小柴方　热偏盛　加清凉　寒偏重　加桂姜　邪气盛　去参良
常山入　力倍强　大虚者　独参汤　单寒牡　理中匡　单热瘅　白虎详
法外法　辨微茫　消阴翳　制阳光　太仆注　慎勿忘

痢疾第六

湿热伤　赤白痢　热胜湿　赤痢渍　湿胜热　白痢坠　调行箴　须切记
芍药汤　热盛饵　平胃加　寒湿试　热不休　死不治　痢门方　皆所忌
桂葛投　鼓邪出　外疏通　内畅遂　嘉言书　独得闷　寓意存　补金匮

心腹痛胸痹第七

心胃疼　有九种　辨虚实　明轻重　痛不通　气血壅　通不痛　调和奉
一虫痛　乌梅圆　二注痛　苏合研　三气痛　香苏专　四血痛　失笑先
五悸痛　妙香诠　六食痛　平胃煎　七饮痛　二陈咽　八冷痛　理中全
九热痛　金铃痊　腹中痛　照诸篇　金匮法　可回天　诸方论　要拳拳
又胸痹　非偶然　薤白酒　妙转旋　虚寒者　建中填

隔食反胃第八

隔食病　津液干　胃脘闭　谷食难　时贤法　左归餐　胃阴展　贲门宽
启膈饮　理一般　推至理　冲脉干　大半夏　加蜜安　金匮秘　仔细看

若反胃　实可叹　朝暮吐　分别看　乏火化　属虚寒　吴萸饮　独附丸
六君类　俱神丹

气喘第九

喘促症　治分门　卤莽辈　只贞元　阴霾盛　龙雷奔　实喘者　痰饮援
葶苈饮　十枣汤　青龙辈　撤其藩　虚喘者　补而温　桂苓类　肾气论
平衡逆　泄奔豚　真武剂　治其源　金水母　主诸坤　六君子　妙难言
他标剂　忘本根

血症第十

血之道　化中焦　本冲任　中溉浇　温肌腠　外逍遥　六淫逼　经道摇
宜表散　麻芍条　七情病　溢如潮　引导法　草姜调　温摄法　理中超
凉泻法　令瘀销　赤豆散　下血标　若黄土　实翘翘　一切血　此方饶

水肿第十一

水肿病　有阴阳　便清利　阴水殃　便短缩　阳水伤　五皮饮　元化方
阳水盛　加通防　阴水盛　加桂姜　知实肿　萝枳商　知虚肿　参术良
兼喘促　真武汤　从俗好　别低昂　五水辨　金匮详　补天手　十二方
肩斯道　物炎凉

[卷二]

胀满蛊胀第十二

胀为病　辨实虚　气骤滞　七气疏　满拒按　七物怯　胀闭痛　三物锄
若虚胀　且踌躇　中央健　四旁如　参竺典　大地舆　单腹胀　实难除
山风卦　指南车　易中旨　费居诸

暑症第十三

伤暑病　动静商　动而得　热为殃　六一散　白虎汤　静而得　起贪凉
恶寒象　热逾常　心烦辨　切莫忘　香薷饮　有专长　大顺散　从症方
生脉散　久服康　东垣法　防气伤　杂说起　道弗彰　若精蕴　祖仲师
太阳病　旨在兹　经脉辨　标本歧　临证辨　法外思　方两出　大神奇

泄泻第十四

湿气胜　五泻成　胃苓散　厥功宏　湿而热　连苓程　湿而冷　萸附行
湿挟积　曲查迎　虚兼湿　参附苓　脾肾泻　近天明　四神服　勿纷更

| 恒法外 | 内经精 | 肠脏说 | 得其情 | 泻心类 | 特丁宁 | | |

眩晕第十五

眩晕症	皆属肝	肝风木	相火干	风火动	两相搏	头旋转	眼纷繁
虚痰火	各分观	究其指	总一般	痰火亢	大黄安	上虚甚	鹿茸餐
欲下取	求其端	左归饮	正元丹				

呕哕吐第十六

呕吐哕	皆属胃	二陈加	时医贵	玉函经	难仿佛	小柴胡	小肠谓
吴茱萸	平酸味	食已吐	胃热沸	黄草汤	下其气	食不入	火堪畏
黄连汤	为经纬	若呃逆	代赭汇				

癫狂痫第十七

重阳狂	重阴癫	静阴象	动阳宣	狂多实	痰宜蠲	癫虚发	石补天
忽搐搦	痫病然	五畜状	吐痰涎	有生病	历岁年	火气亢	芦荟平
痰积锢	丹矾穿	三证本	厥阴愆	体用变	标本迁	伏所主	所因先
收散互	逆从连	和中气	妙转旋	悟到此	治立痊		

五淋癃闭赤白浊遗精第十八

五淋病	皆热结	膏石劳	气与血	五淋汤	是秘诀	败精淋	加味啜
外冷淋	肾气咽	点滴无	名癃闭	气道调	江河决	上窍通	下窍泄
外窍开	水源凿	分利多	医便错	浊又殊	窍道别	前饮投	精愈涸
肾套谈	理脾恪	分清饮	佐黄蘖	心肾方	随补缀	若遗精	另有说
有梦遗	龙胆折	无梦遗	十全设	坎离交	亦不切		

疝气第十九

| 疝任病 | 归厥阴 | 寒筋水 | 气血寻 | 狐出入 | 颓顽麻 | 喘治气 | 景岳箴 |
| 五苓散 | 加减斟 | 茴香料 | 着医林 | 痛不已 | 须洗淋 | | |

痰饮第二十

痰饮源	水气作	燥湿分	治痰略	四饮名	宜斟酌	参五脏	细量度
补和攻	视强弱	十六方	各凿凿	温药和	博返约	阴霾除	阳光灼
滋润流	时医错	真武汤	水归壑	白散方	窥秘钥		

消渴第二十一

| 消渴症 | 津液干 | 七味饮 | 一服安 | 金匮法 | 别三般 | 二阳病 | 治多端 |
| 少阴病 | 肾气寒 | 厥阴病 | 乌梅丸 | 变通妙 | 燥热餐 | | |

伤寒瘟疫第二十二

伤寒病	极变迁	六经法	有真传	头项痛	太阳编	胃家实	阳明编
眩苦呕	少阳编	吐利痛	太阴编	但欲寐	少阴编	吐蚘渴	厥阴编
长沙论	叹高坚	存津液	是真诠	汗吐下	温清愚	补贵当	方而圆
规矩废	基于今	二陈尚	九味寻	香苏外	平胃临	汗源涸	耗真阴
邪传变	病日深	目击者	实痛心	医医法	脑后针	若瘟疫	治相仵
通圣散	两解求	六法备	汗为尤	达原饮	昧其由	司命者	勿逐流

妇人经产杂病第二十三

妇人病	四物良	月信准	体自康	渐早至	药宜凉	渐迟至	重桂姜
错杂至	气血伤	归脾法	主二阳	兼郁结	逍遥长	种玉者	即此详
经闭塞	禁地黄	孕三月	六君尝	安胎法	寒热商	难产者	保生方
开交骨	归芎乡	血大下	补血汤	脚小指	艾火炀	胎衣阻	失笑匡
产后病	生化将	合诸说	俱平常	资顾问	亦勿忘	精而密	长沙室
妊娠篇	丸散七	桂枝汤	列第一	附半姜	功超轶	内十方	皆法律
气后篇	有神术	小柴胡	首特笔	竹叶汤	风痉疾	阳旦汤	功与匹
腹痛条	须详悉	羊肉汤	污痛谵	痛满烦	求枳实	着脐痛	下瘀吉
痛而烦	里热窒	攻凉施	毋固必	杂病门	还熟读	二十方	效俱速
随证详	难悉录	惟温经	带下服	甘麦汤	脏燥服	药到咽	效可卜

小儿第二十四

小儿病	多伤寒	稚阳体	邪易干	凡发热	太阳观	热未已	变多端
太阳外	仔细看	遵法治	危而安	若吐泻	求太阴	吐泻甚	变风淫
慢脾说	即此寻	阴阳证	二太擒	千古秘	理蕴深	即痘疹	此传心
惟同志	度金针						

第二节　五脏六腑

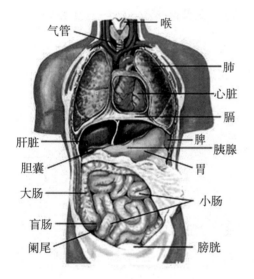

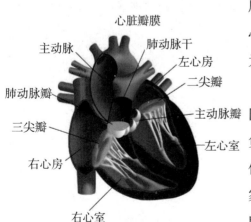

五脏六腑，"脏"是实心的脏器，有心、肝、脾、肺、肾五脏；"腑"是空心的容器，有小肠、胆、胃、大肠、膀胱等分别和五脏相对应的五腑，另外将人体的胸腔和腹腔分为上焦、中焦、下焦，统称为三焦，是为六腑。

一、五脏

（一）心

心为神之居、血之主、脉之宗，五行属火。生理功能：①主血脉；②主神志。心开窍于舌，在体合脉，其华在面，在志为喜，在液为汗。心与小肠相表里。

《黄帝内经》把我们的身体比喻成一个国家，有国王和各个部门的大臣，他们各负其责，各司其职。如果大家把各自的工作完成得好，彼此之间和谐有序，这个国家就繁荣昌盛，能够抵御外敌的侵略。五脏中，心的地位是最高的。中医理论认为，心是人体生命活动的主宰，是人身上的最高统帅，也就是《黄帝内经》所说的"心者，君主之官，神明出焉"。

心的另一大功能是主管血脉。《黄帝内经》说"心主身之血脉"，指出心与全身血脉的关系，明确了人的血脉是由心来主导的。从解剖学上也可以看到，心就像一个泵，把血送到全身各个地方。《黄帝内经》还指出，血液在脉管内是"流行不止，环周不休"的，就是说血液在经脉中呈循环式运行，内及于脏腑，外布于肌肉。《黄帝内经》对动脉、静脉亦有一定的认识，提到了血有"出而射者"（喷射的动脉血）、有"黑而浊者"（色深的静脉血），为血液循环学说的建立奠定了坚实的科学基础。

（二）肺

肺为魄之处、气之主，五行属金。生理功能：①主气，司呼吸；②主宣发肃降；③通调水道；④朝百脉主治节（淤结）；辅心调节气血运行。肺上通喉咙，在体合皮，其华在毛，开窍于鼻，在志为忧，在液为涕。肺与大肠相表里。

《黄帝内经》将肺封为"相傅之官"。相傅，相当于宰相，就是现在总理的职位吧。在身体这个王国里，肺是一人之下、万人之上的高官。肺是心王的首席辅佐大臣，不管内外的事情都要替心想着。那它都做哪些工作呢？

提到肺，最先想到的是呼吸。《黄帝内经》说："肺主气，司呼吸。"肺通过呼吸维持人体最基本的生命活动。"国不可一日无君"，心脏的搏动一刻都不能停。除此之外呢？我们几天不吃饭、不喝水都能生存，呼吸却是须臾不能离开的。肺一旦停止吐故纳新的工作，生命也就结束了。

肺通过鼻和皮毛直接与大气接触，敏锐感受外部季节的变化，根据变化调节身体的生理功能，使人体组织器官适应各种气候环境。肺像总指挥一样统率三军。外邪袭来，国门的侦察兵皮毛和鼻窍马上就有了反应，寒冷、喷嚏、鼻涕都是它们的求助信号。宰相肺意识到敌人来了，立即派他的地

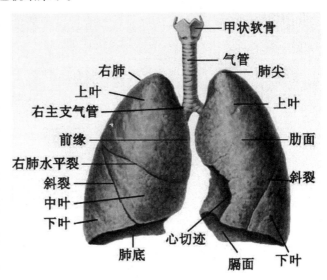

方部队——卫气作为先锋到边防线上抵抗，随后通令全国，要求"百官"认清形势，制订作战方案。卫气骁勇善战，与外邪在国门激战，这时疾病的表现在身体的表层，就是中医说的表症。要是先锋打败了，敌人攻破了防线，疾病就向内部纵深发展了。

肺的位置为五脏中最高，《黄帝内经》还赋予它另外一个称谓——"华盖"（就是古代皇帝头顶上打的黄伞），很形象地比喻它保护和遮盖心的作用。肺站得高、看得远。通过宣发作用，把由脾运来的水谷精微分配下去，滋养、润泽全身；对无用的糟粕，肺则协调其他器官通过各种途径排出体外。

肺的宣发、肃降作用：宣发，是开宣发布的意思；肃降，即清肃下降。宣发是向上向外，肃降是向下向内，这两方面的作用是相辅相成的。宣发可促进肃降，肃降有利于宣发。

（三）肝

肝为魂之处、血之藏、筋之宗。在五行属木，主升主动。生理功能：①主疏泄；②主藏血。开窍于目，在体合筋，其华在爪，在志为怒，在液为泪。肝与胆相表里。

《黄帝内经》封肝为"将军之官"，是武将之首，全国的兵马大元帅。肝的主要功能是"疏泄"。疏是疏通，泄是开泄，肝通过调畅全身气机，使脏腑上下内外各安其所、各司其职。肝的疏泄作用发挥正常，人的心情就开朗乐观，各脏器组织就运转自如。就像是大将军要外御强敌，内平动乱，上下协调来确保国王的统治，保卫国家的安宁。

我们形容一个人生气就说此人"大动肝火"，肝的性格就如同将军一样，既勇猛善战，也好动好斗，遇到不顺心的事容易拍案而起、怒发冲冠，所以肝病易使人发怒。将军有了病，失去了约束下属的能力，于是全身气机乱窜，是由肝的疏泄功能失调导致的。

将军不好管，所谓"将在外，君命有所不受"，有时候连圣旨都不听，所以肝火可以扰心神。本来肺属金，能克肝木，但是肝有时候反来欺负肺。武将不服文官管，就像廉颇不服蔺相如，总想找个机会挑衅一下。将相不和，则国家有难，在

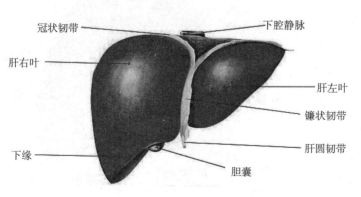

冠状韧带　　　　　　　　下腔静脉

肝右叶

肝左叶

镰状韧带

肝圆韧带

下缘

胆囊

人体也是如此，肝火犯肺则咳嗽连连。

肝主藏血，有滋养筋脉、指甲的作用。若肝血不足，就会出现爪甲脆薄变软或是四肢抽筋、麻木。肝开窍于目，肝血不足，两目干涩，易患眼疾。

（四）脾

脾为气血生化之源，后天之本，藏意，五行属土。生理功能：①主运化；②主升清；③主统血。开窍于口，在体合肉，其华在唇，在志为思，在液为涎。脾与胃相表里。

中医学认为，饮食由脾胃负责消化、吸收和排泄，因而称脾胃是"后天之本，生化之源"。金元时期的医学家李杲对脾胃很有研究，他根据自己和其他医家的临床经验，写出了著名的《脾胃论》。李杲认为"内伤脾胃，百病由生"，就是说脾胃受损，消化、吸收功能就会出现障碍，人们不仅不能享受美食，身体健康会同时受到影响，各种疾病也就不招自来了。就生理而言，中医所讲的脾胃包括了消化系统的所有功能，远远超出解剖学的范畴。《黄帝内经》说"脾胃者，仓廪之官"。意思是管理粮仓的官员，我们吃下的东西都由脾胃转化为人体所能利用的物质。人没有出生之前，由先天肾精为胎儿的生长发育供应营养物质；出生后，所有的生命活动都有赖于后天脾胃摄入的营养物质。先天不足的，通过后天调养补足，同样可以延年益寿；即使先天基础非常好，如果不重视后天调养，仍然会多病减寿。所以说脾胃为后天之本，是当之无愧的能量之源。

在人体小社会里，脾胃就像能源部长，为我们的生命活动提供必需、基本的能量。经验丰富的中医在辨证治疗时，都不会忘了调理脾胃，使用药性强烈的药物时也会想着保护脾胃，这就叫作"有一分胃气就有一分生机"。

脾胃除了参与饮食的消化吸收外，还有其他很多功能。

"脾主肌肉"——脾气足，肌肉的气血通畅，皮肤丰润而富有弹性，人就有力气。脾气虚，肌肉就会无力。反之，若总是不

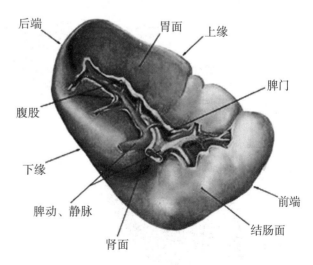

脾的脏面观

运动，不刺激肌肉的功能，脾胃的消化能力会变差，食欲也会下降。

"脾主运化水湿"——脾虚易导致水肿。当我们的脸和眼皮浮肿时，就要考虑到脾的问题了。正因为如此，使用中医方法减肥时经常用的不是"泻"而是"补"，通过补脾的方法，把停留在体内的水、湿、痰运走，人就变得苗条。

"脾主统血"——脾有统摄血液在脉管中运行而不冲出脉外的功能。血管好比遍布全国的输油管道，当脾气虚无力统血时，这些"输油管道"就会四处"漏油"。

"脾主升清"——脾可以把吸收转化的精微物质输送至全身，特别是将清阳升到头面部，还能涌过气机维持人体内脏相对恒定于一定位置而不下垂。若脾气不升，人就会头晕、无力、大便不成形，还可能出现脱肛、内脏下垂等症状。

脾胃这么重要，我们在日常生活中应怎样保护它们呢？

引起脾虚的原因主要有两方面：一是吃，二是思。不吃早饭、暴饮暴食、贪吃零食冷饮、过度节食，对脾胃都会有很大影响；有的人则可能由于紧张不安、忧虑抑郁导致脾胃虚弱。

（五）肾

肾为先天之本，藏智，五行属水。生理功能：①藏精，主生长发育与生殖；②主水；③主纳气。在体为骨，主骨生髓，其华在发，开窍于耳及二阴（肛门会阴），在志为恐，在液为唾。肾与膀胱相表里。

中国民间把耳朵大作为有福和长寿的象征。传说中的很多帝王将相都是"天庭饱满，地阁方圆，浓眉大眼，两耳垂肩"。中医认为，耳廓厚大是肾气健旺的征象。

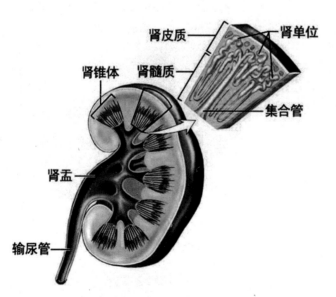

肾皮质　肾单位
肾锥体　肾髓质
集合管
肾盂
输尿管

《黄帝内经》说：肾主骨，生髓，髓通于脑，其华在发，开窍于目。肾气充足说明先天遗传基因好，身体健康，容易长寿。健康长寿不就是有福吗！

《黄帝内经》认为肾是生化之源，生命力源源不断从这里释放出来。肾就像国家宝库的大总管，这位大总管"深藏不露"，权力却十分了得。肾为"先天之本"，国家历代传下来的宝物"先天之精"都在它的宝库里藏着，作为国家发展的启动资金。就连人的生命源泉——水也要交到"肾大总管"手中，由它来维持调节体内水液代谢的平衡，这就是"肾主水"的功能。

当肾藏的"精"充盛到一定程度时，就会产生一种物质，这种物质叫"天癸"。天癸来源于先天之精，受后天水谷精微物质的滋养，是促进人体生长发育、维持男女生殖机能的物质。人进入青春期后，随着肾精的进一步积累，体内便产生天癸，于是男性出现遗精，女性出现月经。天癸的产生，标志着男女性机能开始成熟。天癸枯竭，无论男女也就进入更年期，会丧失生育能力。

二、六腑

（一）胆

生理功能：贮存和排泄胆汁。

胆属木，附于肝，内藏"精汁"。精汁即胆汁，味苦色黄，来源于肝，受肝之余气而成，故称胆为"中精之府"。胆汁流泄下行，注入肠中，以助消化食物。肝胆相表里。胆气的盛衰可影响情志的变化，故而古人有胆主决断、勇怯的见解。

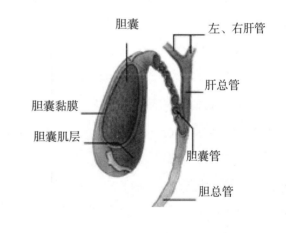

（二）胃

生理功能：受纳腐熟水谷，以降为和。

胃属土，主容受，为水谷之海，仓廪之官。胃上接食道，下通小肠，主受纳，腐熟水谷，古人称为"太仓"、"水谷之海"。饮食入口，经食道，容纳于胃，由胃腐熟消磨，下传小肠，其精微物质通过脾的运化供养全身。历代医家、养生家都重视调养胃气，故有"有胃气

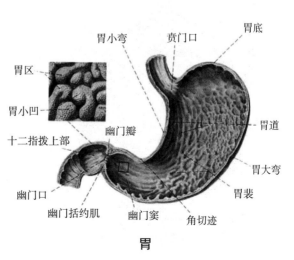

胃

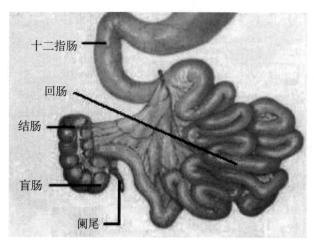

十二指肠
回肠
结肠
盲肠
阑尾

则生，无胃气则死"之说。揉腹、调息可改善脾胃运化功能，摄取水谷精微营养全身。脾胃互为表里，同为"后天之本"。

（三）小肠

生理功能：主受盛和化物，泌别清浊，"小肠主液"。

主泌别水谷，为受盛之官。小肠位于腹腔，上接胃，下连大肠，主要功能是将胃传下来的水谷作进一步消化，分清泌浊（清为营养精微，浊为糟粕），清者由脾输送全身濡养机体；浊者通过阑门下注于大肠；代谢剩余水液渗入膀胱，成为小便排出体外。心与小肠相表里。

（四）大肠

生理功能：传化糟粕，大肠主津。

大肠属金，主变化，为传送之官。大肠上接小肠，下端为肛门，主要功能是排泄糟粕。饮食经过脾、胃、小肠的消化吸收后，进入大肠，大肠再吸收其中部分水分，使食物残渣成为粪便，经肛门排出体外。肺与大肠相表里。

（五）膀胱

生理功能：贮尿和排尿，依赖肾的气化功能。

膀胱位于下腹，是主持人体水液代谢的器官之一，有贮藏尿液和排尿的作用。

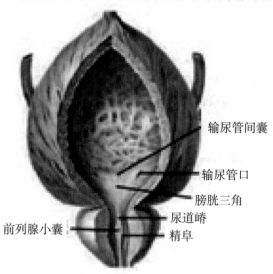

输尿管间襄
输尿管口
膀胱三角
尿道峭
精阜
前列腺小囊

中医认为人体水液代谢通过肺、脾、肾、三焦等脏腑的作用，布散全身，被人体利用后，下达膀胱，生成尿液，通过气化作用排出体外。若气化不力，则小便不利，或成尿闭或点滴不畅。膀胱失于约束，则尿频或小便失禁。

（六）三焦

生理功能：通行元气，总司气机和气化，为水液运行的道路。

三焦为相火，分布命门元气，主升降出入，总领五脏六腑、营卫、经络、内外上下左右之气，号中清之府。三焦是上焦、中焦、下焦的合称，上主纳、中主化、下主出，是六腑之一。三焦不是一个独立的内脏组织，

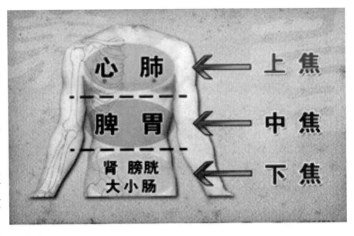

而是对脏腑部位和功能的概括。上焦，指横膈膜以上部位（胸部），包括心、肺等内脏；中焦，指横膈膜以下脐以上的腹部，包括脾、胃等内脏；下焦，指脐以下的腹部，包括肝、肾、膀胱、小肠、大肠、女子胞等脏器。其中肝的部位虽然较高，但在生理和病机方面与肾关系密切，所以肝肾同属下焦。因为人体十二脏腑（含奇恒之腑）中，唯三焦最大，故有"孤府"之称。它的主要功能是主持诸气，总司人体的气化活动，是元气和水谷运行的道路。元气发源于肾，但必须借三焦的通道才能敷布周身，以激发推动各个脏腑组织的活动。因此，气化功能好，三焦通行元气、运行水谷、疏通水道的功能得以发挥，新陈代谢正常，生命健康就有了保障。

三、五脏六腑歌诀

（一）五脏

1.心（附心包络）

心主神明君主位，智慧思维在其间。

精神活动心主宰，主不明则众官危。

充在血脉华在面，脉不通则色不艳。

心系舌本心之苗，观舌荣枯知心变。

心与小肠相表里，心热下移小肠迁。

思虑伤脾后天弱，心虚悸忘惊惕言。

热伤气，苦清心，心热苦寒清热煎。

在志为喜喜伤心，壮水亦能使心安。

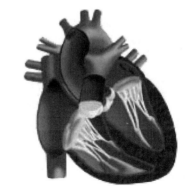

心

心的外围心包络，保护心脏是警卫。
邪气入里犯心包，代心受邪先牵连。

2. 肝

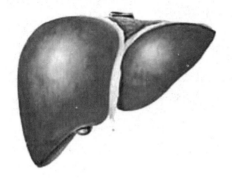

肝

肝为将军主谋虑，智慧思虑出决断。
罢极之本魂所居，刚勇易怒条达恋。
卧时诸血皆归肝，视步握摄肝支援。
窍于目，荣于甲，肝和五色能辨别。
肝胆有热表里病，寒热往来口苦怜。
悲哀太过魂不安，魂伤狂妄难自便。
肝经少腹散两胁，病则少腹两胁牵。
筋骨关节痉挛急，疏肝敛肝酸甘缓。

3. 脾

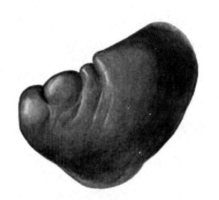

脾

脾为仓廪五味出，脾胃协同司后天。
脾主意，有思维，消化转运统血权。
在志为思思伤脾，思虑太过脾不健。
脾主肌肉精神旺，五味不足多疲倦。
脾统血，亦运血，脾不统血致血便。
华于唇，充于肌，唇苍肌瘦脾虚显。
窍于口能知五味，脾胃不和食不鲜。
脾主湿能运水液，胀鸣泄泻脾虚缘。
脾胃后天之根本，治病顾本记心间。

4. 肺

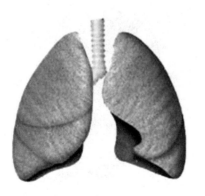

肺

肺为治节相傅官，又名华盖居上缘。
上焦开发气为本，能朝百脉毛窍间。
并精出入能藏魄，肺虚魄散发狂癫。
在窍为鼻体为皮，鼻塞咳嗽肺不宣。
肺与大肠相表里，开肺亦能通大便。
肺气主燥本属金，燥热太过皮毛干。
肺气不宣咳支满，气虚其色白绢绢。
宣肺辛散气薄开，补气党参黄芪煎。

5. 肾（附命门）

肾居下焦离君远，自身作强亦封官。

技巧奥妙出变化，精力充沛肾强健。

肾为蛰藏封精密，真阴元阳管得严。

肾藏精，精生髓，肾精充足脑灵验。

在志为恐体为筋，肾虚志衰善忘言。

肾为水脏主津液，肾病跗肿首先见。

在窍为耳华在发，耳鸣发枯肾虚现。

在天为寒地为水，补肾用药多偏咸。

肾为先天之根本，先天不足把精填。

古训还有命门说，实为元阳火宅间。

脏腑功能所以好，命门之火温养先。

壮水之主制阳光，养癸理论最全面。

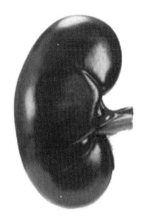

肾

（二）六腑

1. 小肠

五脏说完讲六腑，五脏六腑为表里。

小肠化物受盛官，精华糟粕分道理。

分泌糟粕排体外，营养精微归脾肺。

小肠虚寒大便稀，小肠有热口疮起。

心火下移小肠受，血尿淋痛艰难意。

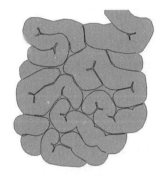

小肠

2. 胆

胆为决断中正官，众言数胆最清廉。

郁闷不畅怒气发，泻而不藏助化权。

胆虚常常寡断少，时欲太息常思眠。

胆病最易生热象，胁痛口苦或咽干。

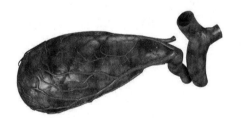

胆

3. 胃

受纳水谷胃为海，五味化出养五脏。

胃弱谷入难腐熟，食欲不振脘腹胀。

胃性喜降谷下行，嗳气呕恶胃逆伤。

喜润恶燥易生热，伤津口干欲饮尝。

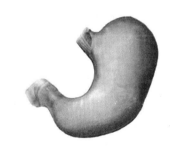

胃

胃寒胃脘隐隐痛，温中散寒建中汤。

4. 大肠

排泄糟粕靠大肠，大肠病变导失常。

功能减弱多便秘，排泄亢进泄泻忙。

肺与大肠相表里，咳喘亦可通大肠。

5. 膀胱

州都之官是膀胱，司管津液专职忙。

储尿排尿功能好，化气行水靠肾阳。

气化不能水潴留，或见浮肿尿不畅。

肾气不固尿不禁，淋漓不尽尿频往。

6. 三焦

三焦功能通水道，运输津液上下忙。

上焦宣发胸中气，敷布全身为雾状。

中焦如沤化津液，消化传送饮食航。

下焦如渎排糟粕，水液化气进膀胱。

三焦消化吸收功，肾阳温化是保障。

上焦有病心肺识，中焦脾胃饱满胀。

下焦肝肾癃淋秘，肠病泄泻腹胀讲。

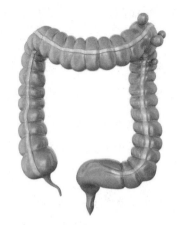

大肠

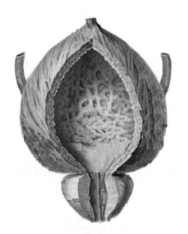

膀胱

第三节　中医"治未病"思想

"治未病"思想源自《黄帝内经》，历代医家乃至现代医学对"治未病"思想极为重视。根据现代医学理论，将人群的健康状态分为三种：一是健康未病态；二是欲病未病态；三是已病未传态。因此，"治未病"就是针对这三种状态，具有未病养生、防病于先，欲病施治、防微杜渐和已病早治、防止传变的作用。《素问·四气调神大论》中"是故圣人不治已病治未病，不治已乱治未乱，此之谓也。夫病已成而后药之，乱已成而后治之，譬犹渴而穿井，斗而铸锥，不亦晚乎"，生动地指出了"治未病"的重要意义。

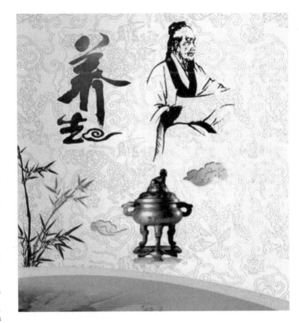

中医学历来重视疾病的预防。《素问·刺热篇》："肝热病者左颊先赤，心热病者颜先赤，脾热病者鼻先赤，肺热病者右颊先赤，肾热病者颐先赤。病虽未发，见赤色者刺之，名曰治未病。"此"病虽未发"，是指机体已经受邪，但尚无症状的阶段。这种潜病态可发展成为某种具有明显症状和体征的疾病。因而，"治未病"是指通过一定的防治手段阻断疾病发展，使潜病态向健康方向转化，属于疾病早期治疗的范围。《灵枢·逆顺》："上工，刺其未生者也。其次，刺其未盛者也。其次，刺其已衰者也……上工治未病，不治已病。"对医生的治疗经验和水平提出了要求，要想成为高明的医生，要善于预防疾病，防患于未然。

根据《黄帝内经》的"治未病"思想，唐代医家孙思邈提出了"上医医未病之病，中医医欲病之病，下医医已病之病"，将疾病分为"未病"、"欲病"、"已病"三个层次。医圣张仲景秉承《黄帝内经》《难经》之旨，在临床医学实践中贯彻"治未病"思想，在《金匮要略》中指出"见肝之病，知肝传脾，当先实脾"，这是运用五行乘侮规律得出的防治措施，是"治未病"思想既病防变的具体体现。

首先，未病先防，治在未病之先。在没有患病的时候，要积极预防疾病的发生。中医认为"正气内存，邪不可干"，强调体质和生活习惯的重要性。一方面提出"饮食有节，起居有常，不妄作劳"和"精神内守，病安从来"的养生之道；另一方面要求人们"顺应天时，天人合一"，积极消除致病因素，避免或减少六淫对人体的侵害。未病先防与现代"预防为主"的新医学模式相吻合，包含调养精神、体格锻炼、合理饮食、适时养生、科学用药等丰富内容。

其次，既病防变，治在发病之初。患病以后，要积极采取措施预防疾病加重。一般来说，病情的变化是由表入里、由轻变重、由简单到复杂的过程，因此，必须掌握疾病的发生、发展规律及其转变途径，做到早期诊断、有效治疗，治在疾病发作加重之先。

最后，除邪务尽，病愈防复。所谓"愈后防复"，是指在病愈或病情稳定之后，要注意预防复发，时刻掌握健康的"主动权"。一般病人初愈后，大多虚弱，这就要求在康复医疗中，针对患者气血衰少、津液亏虚、脾肾不足、血瘀痰阻等病机特点，采取综合措施，促使脏腑组织功能尽快恢复正常，达到邪尽病愈、病不复发的目的。

结合中医"治未病"思想，将在下节为大家介绍几种强身健体的方法。

第四节　中医运动健身术

运动养生，是中医健身养生学的一个重要方面。回顾历史，我们的祖先非常注重运动健身，采取了许多行之有效的健身措施。运动能促使全身气血通畅，使人体各个部位都得到精、气、血、津液的滋养，因此运动健身具有增强体质、益寿延年的作用。下面介绍两种古代流传下来的实用运动健身术。

一、五禽戏图解

五禽戏是一套运动保健疗法，通过模仿动物的动作和神态，达到强身防病的目的。将五禽戏整理总结成一种疗法的是我国古代著名医家华佗。《三国志·华佗传》记载："吾有一术，名五禽之戏，一曰虎，二曰鹿，三曰熊，四曰猿，五曰鸟。亦以除疾，兼利蹄足，以当导引。体有不快，起作一禽之戏，怡而汗出，因以著粉，身体轻便而欲食。"

五禽戏能使人动作灵敏、协调平衡，改善关节功能及身体素质，不仅有利于高血压、冠心病、高脂血症等的防治，而且对癌症患者的康复，也有较好的医疗保健作用。

（一）虎戏

基本要领：手足着地，身躯前纵后退各3次。接着上肢向前，下肢向后引腰，然后面部仰天，恢复起始动作。如虎行般前进后退各7次。

虎举动作流程及口诀：十指尽力伸，屈指虎口撑。旋腕依次握，反掌向上举。

虎扑动作流程及口诀：手握空拳两侧起，挺胸塌腰向前伸。送髋挺腹胸后仰，

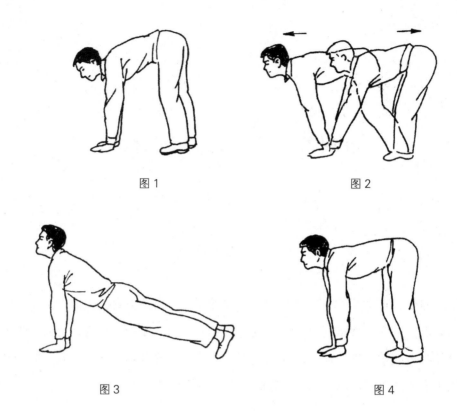

图 1   图 2

图 3   图 4

提膝扑按力达指。

锻炼法如图示：做虎戏时，手脚均着地，模仿老虎的形象（图1）。身体前后振荡，向前3次，向后3次，即前后、前后、前后（图2）。做毕，两手向前移，伸展腰部，同时抬头仰脸（图3）面部仰天后，立即缩回，还原（图4）。

（二）鹿戏

基本要领：手足着地，头向两侧后视，左3右2。然后伸左脚3次，伸右脚2次。

鹿抵动作流程及口诀：脚尖外展手摆起，肘抵腰侧上臂举。指尖朝后目下视，

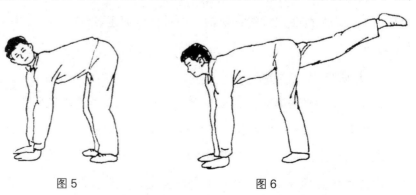

图 5   图 6

腰部侧弯加劲拉。

鹿奔动作流程及口诀：空拳前伸成弓步，重心后移成弓背。低头收腹臂内旋，内夹尾闾命门凸。

锻炼法如图示：做鹿戏时，手脚着地，伸着脖子往后看，向左后方看 3 次，向右后方看 2 次，即左后右后、左后右后、左后（图 5）。继而左右脚交替伸缩，也是左 3 次，右 2 次（图 6）。

（三）熊戏

基本要领：仰卧，两手抱膝下，举头，左右侧分别着地各 7 次。然后蹲地，双手交替按地。

熊运动作流程及口诀：拳眼相对垂小腹，挤肝压脾上舒服。运化脾胃立圆转，腰腹摇晃防劳损。

熊晃动作流程及口诀：提髋迈步向前靠，重心后坐两臂摆。一晃三动乐逍遥，挤腰晃肩髋膝转。

锻炼法如图示：做熊戏时，身体仰卧，两手抱着小腿（图 7）。抬头，身体先左滚着地，再右滚着地，左右滚转各 7 次（图 8）。然后屈膝深蹲在地，两手在身旁按地，上体晃动，左右各 7 次（图 9）。

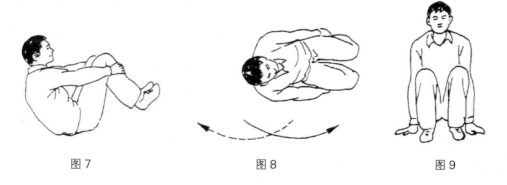

图 7　　　　　　　　　　图 8　　　　　　　　　　图 9

（四）猿戏

基本要领：如猿攀物，使双脚悬空，上下伸缩身体 7 次。接着以双脚钩住物体，使身体倒悬，左右脚交替各 7 次。然后以手钩住物体，引体倒悬，头部向下各 7 次。

猿提动作流程及口诀：手指分开速撮拢，耸肩夹肘团脸中。收腹提肛足抬起，转颈挤胸压血管。

猿摘动作流程及口诀：屈肘屈腕贴腰侧，后退一步掌摆起。左顾右盼成丁步，迈步采摘同步行。

锻炼法如图示：做猿戏时，身体直立，两手攀物（最好是高单杠），把身体悬吊起来（图10），上下伸缩7次，如同"引体向上"（图11）。在两手握杠、两脚钩杠的基础上，做一手握杠、一脚钩杠，另一手屈肘按摩头颈的动作，左右各7次（图12）。手脚动作要相互配合协调。

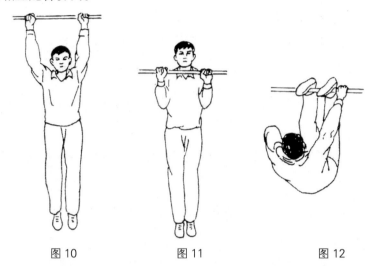

图10   图11   图12

（五）鸟戏

基本要领：一足立地，另一足翘起，扬眉鼓力，两臂张开如欲飞状，两足交替各7次。然后坐下伸一脚，用手挽另一脚，左右交替各7次。再伸缩两臂各7次。

鸟伸动作流程及口诀：两腿微屈叠手举，挺胸塌腰目下视。掌呈鸟翅向后摆，一足独立后腿伸。

鸟飞动作流程及口诀：两腿微屈掌相对，提膝展翅侧平举。沉肩松肘腕上提，起吸落呼百会领。

锻炼法如图示：做鸟戏时，双手臂向上竖直，一脚翘起，同时伸展两臂，扬眉鼓劲，模仿鸟的飞翔（图13、14）。坐在地上，伸直两腿，两手攀足底，伸展和收

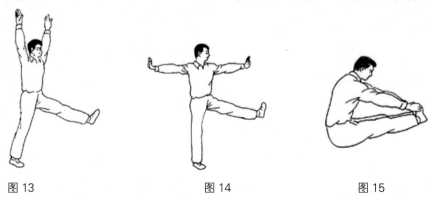

图13   图14   图15

缩两腿与两臂，各做 7 遍 （图 15）。

注意事项：

1. 本疗法全套操练时运动量较大，对于癌症患者来说，具体应用时应按体质情况量力而行，不可勉强。

2. 癌症患者中多为中老年人，因此，在做五禽戏锻炼时，应该先做准备运动。准备运动多取站姿，两脚分开与肩同宽，两臂自然下垂，做 3～5 次深呼吸后，开始所选禽戏项目的动作。

3. 一般情况下，可选练其中一套。操练中要做到神情专注，全身放松，意守丹田，腹式呼吸，使自己处于胸虚腹实的状态。

4. 癌症患者并发有高血压、青光眼、脑动脉硬化症者不宜练"猿戏"中的倒悬式动作。

二、八段锦图解

八段锦功法从北宋流传至今已有上千年历史，特点为动作简单易行，健身效果明显，是中华养生文化中的瑰宝。八段锦的"八"字不单指"段"、"节"和八个动作，而是表示其功法有多种要素，相互制约，相互联系，循环运转。"锦"字则表示每招每式的汇集，如丝锦般连绵不断，是一套完整的健身办法。八段锦是中华民族悠久文化的组成部分，是形体活动、呼吸吐纳、心理调节相结合的民族传统运动方法。该功法之所以有治病强身的奇效，主要因为能打通人体的经络系统，增强机体的免疫功能。八段锦练习过程中，处处体现锦缓的特征，即运动强度小、时间较长。

【动作要领】

拳形：大拇指抵掐无名指根节内侧，其余四指屈拢收于掌心。

掌形：五指微屈，稍分开，掌心微含。

基本步型:开步站立，两脚间距为本人脚长的 2～3 倍，屈膝半蹲，大腿略高于水平。

【预备势】

动作一：两脚并步站立，两臂自然垂于体侧；身体中正，目视前方。

动作二：随着松腰沉髋，身体重心移至右腿；左脚向左侧开步，脚尖朝前，约与肩同宽；目视前方。

动作三：两臂内旋，两掌分别向两侧摆起，约与髋同高，掌心向后；目视前方。

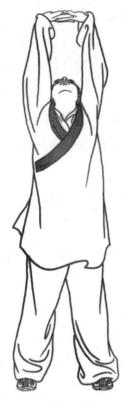

动作四：两腿膝关节稍屈；同时，两臂外旋，向前合抱于腹前呈圆弧形，与脐同高，掌心向内，两掌指间距约 10 cm；目视前方。

【第一式】两手托天理三焦

动作一：接预备式。两臂外旋微下落，两掌五指分开在腹前交叉，掌心向上；目视前方。

动作二：上动不停。两腿徐缓挺膝伸直；同时，两掌上托至胸前，随之两臂内旋向上托起，掌心向上；抬头，目视两掌。

动作三：上动不停。两臂继续上托，肘关节伸直；同时，下颌内收，动作略停；目视前方。

动作四：身体重心缓缓下降，两腿膝关节微屈；同时，十指慢慢分开，两臂分别向身体两侧下落。两掌捧于腹前，掌心向上；目视前方。本式托举、下落为一遍，共做六遍。练功时，两掌上托要舒胸展体，略有停顿，保持抻拉；两掌下落要松腰沉髋，沉肩坠肘，松腕舒指，上体中正。

功理与作用：通过两手交叉上托，缓慢用力，保持抻拉，可使"三焦"通畅、气血调和。通过拉长躯干与上肢各关节周围的肌肉、韧带及关节软组织，对防治肩部疾患、预防颈椎病等具有良好的作用。

【第二式】左右开弓似射雕

动作一：接上式。身体重心右移，左脚向左侧开步站立，两腿膝关节自然伸直；同时，两掌向上交叉于胸前，左掌在外，两掌心向内；目视前方。

动作二：上动不停。两腿徐缓屈膝半蹲成马步；同时，右掌屈指成"爪"，向右拉至肩前；左掌成八字掌，左臂内旋，向左侧推出，与肩同高，坐腕，掌心向左，犹如拉弓射箭之势；动作略停；目视左掌方向。

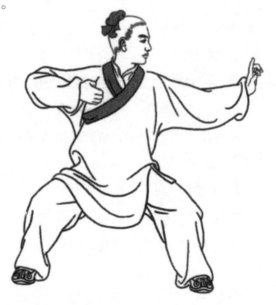

动作三：身体重心右移；同时，右手五指伸开成掌，向上、向右画弧，与肩同高，指尖朝上，掌心斜向前；左手指伸开成掌，掌心斜向后；目视右掌。

动作四：上动不停。中心继续右移，左脚回收成并步站立；同时，两掌分别由两侧下落，捧于腹前，指尖相对，掌心向上；目视前方。

动作五至动作八：同动作一至动作四，唯左右相反。本式一左一右为一遍，共做三遍。第三遍最后一动时，身体重心继续左移；右脚回收成开步站立，与肩同宽，膝关节微屈；同时，两掌分别由两侧下落，捧于腹前、指尖相对，掌心向上；目视前方。

功理与作用：本式可以展肩扩胸，发展下肢肌肉力量，提高协调能力，同时有利于矫正驼背、含胸等不良姿势。

【第三式】调理脾胃须单举

动作一：接上式。两腿徐缓挺膝伸直；同时，左掌上托，左臂外旋上穿经面前，随之臂内旋上举至头左上方，肘关节微屈，力达掌根，掌心向上，掌指向右；同时，右掌微上托，随之臂内旋下按至右髋旁，肘关节微屈，力达掌根，掌心向下，掌指向前，动作略停；目视前方。

动作二：松腰陈髋，身体重心缓缓下降，两腿膝关节微屈；同时，左臂屈肘外旋，左掌经面前下落于腹前，掌心向上；右臂外旋，右掌向上捧于腹前，两掌指尖相对，相距约10 cm，掌心向上；目视前方。

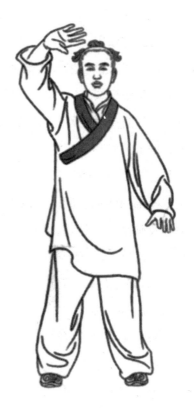

动作三、四：同动作一、二，唯左右相反。本式一左一右为一遍，共做3~8遍。最后一动作时，两腿膝关节微屈；同时，右臂屈肘，右掌下按于右髋旁，掌心向下，掌指向前。

功理与作用：通过左右上肢一松一紧的上下对拉，可以牵拉腹腔，对脾胃中焦肝胆起到按摩作用；同时可以刺激位于腹、胸、肋部的相关经络以及背部的穴位，达到调理脾胃和脏腑经络的作用。练习此式也可使脊柱内各椎骨间的小关节及小肌肉得到锻炼，增强脊柱的灵活性与稳定性，有利于预防和治疗肩、

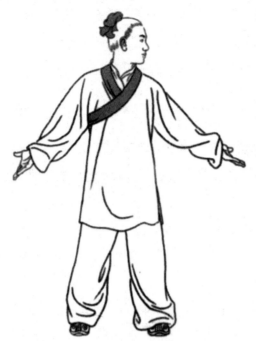

颈疾病。

【第四式】五劳七伤往后瞧

动作一：接上式。两腿徐缓挺膝伸直；同时，两臂伸直，掌心向后，指尖向下，目视前方；然后上动不停，两臂充分外旋，掌心向外；头向左后转，动作略停；目视左斜后方。

动作二：松腰沉髋，身体重心缓缓下降；两腿膝关节微屈；同时，两臂内旋按于髋旁，掌心向下，指尖向前；目视前方。

动作三：同动作一，唯左右相反。

动作四：同动作二。本式一左一右为一遍，共做3~8遍。最后一动作时，两腿膝关节微屈；同时，两掌捧于腹前，指尖相对，掌心向上；目视前方。练习此式时注意头要向上顶，肩要向下沉；转头不转体，旋臂，两肩后张。

功理与作用："五劳"指心、肝、脾、肺、肾五脏劳损；"七伤"指喜、怒、悲、忧、恐、惊、思七情伤害。本式动作通过上肢伸直外旋扭转的静力牵张作用，可以扩张牵拉胸腔、腹腔内的腑脏。本式动作中往后瞧的转头动作，可刺激颈部穴位，达到防治"五劳七伤"的目的。可增加颈部及肩关节周围参与运动肌群的收缩力，增加颈部运动幅度，活动眼肌，预防眼肌疲劳以及肩、颈与背部的疾患。同时，改善颈部及脑部血液循环，有助于解除中枢神经系统疲劳。

【第五式】摇头摆尾去心火

动作一：接上式。身体重心左移；右脚向右开步站立，两腿膝关节自然伸直；同时，两掌上托与胸同高时，两臂内

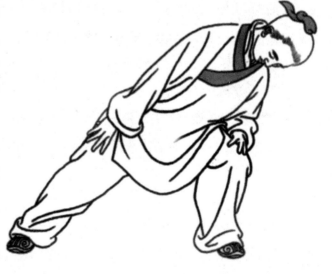

旋，两掌继续上托至头上方，肘关节微屈，掌心向上，指尖相对；目视前方。

动作二：上动不停。两腿徐缓屈膝半蹲成马步；同时，两臂向两侧下落，两掌扶于膝关节上方，肘关节微屈，小指侧向前；目视前方。

动作三：身体重心向上稍升起，而后右移；上体先向右倾，随之俯身；目视右脚。

动作四：上动不停。身体重心左移；同时，上体由右向前、向左旋转；目视右脚。

动作五：身体重心右移，成马步；同时，头向后摇，上体立起，随之下颌微收；目视前方。

动作六至动作八：同动作三至动作五，唯左右相反。本式一左一右为一遍，共做 3~8 遍。做完三遍后，身体重心左移，右脚回收成开步站立，与肩同宽；同时，两掌向外经两侧上举，掌心相对；目视前方。随后松腰沉髋，身体重心缓缓下降。两腿膝关节微屈；同时屈肘，两掌经面前下按至腹前，掌心向下，指尖相对；目视前方。

功理与作用：通过练习此式可以刺激脊柱与督脉，达到疏经泄热的作用，有助于去除心火。

【第六式】两手攀足固肾腰

动作一：接上式。两腿挺膝伸直站立；同时，两掌指尖向前，两臂向前、向上举起，肘关节伸直，掌心向前；目视前方。

动作二：两臂外旋至掌心相对，屈肘，两掌下按于胸前，掌心向下，指尖相对；目视前方。

动作三：上动不停。两臂外旋，两掌心向上，随之两掌掌指顺腋下向后插；目视前方。

动作四：两掌心向内沿脊柱两侧向下摩运至臀部；随之上体前俯，两掌继续沿后腿向下摩运，经脚两侧置于脚面；抬头，动作略停；目视前下方。

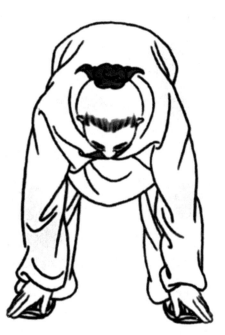

本式一上一下为一遍，共做六遍。做完六遍后，上体立起；同时，两臂向前、向上举起，肘关节伸直，掌心向前；目视前方。随后松腰沉髋，身体重心缓缓下降；两腿膝关节微屈；同时，两掌向前下按至腹前，掌心向下，指尖向前；目视前方。

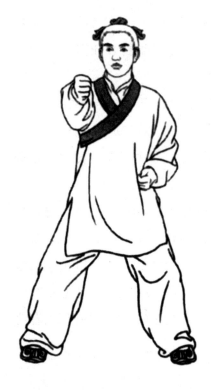

功理与作用： 通过前屈后伸可以刺激脊柱、督脉以及命门、阳关、委中等穴，有助于防治生殖泌尿系统方面的慢性病，达到固肾壮腰的目的。通过脊柱大幅度前屈后伸，可有效发展躯干前、后伸屈脊柱肌群的力量与伸展性；同时对腰部的肾、肾上腺、输尿管等器官有良好的牵拉、按摩作用，可以改善其功能，刺激其活动。

【第七式】攒拳怒目增气力

接上式。身体重心右移，左脚向左开步；两腿徐缓屈膝半蹲成马步；同时，两掌握固，抱于腰侧，拳眼朝上；目视前方。

动作一：左拳缓慢用力向前冲出，与肩同高，拳眼朝上；瞪目，视左拳冲出方向。

动作二：左臂内旋，左拳变掌，虎口朝下；目视左掌。左臂外旋，肘关节微屈；同时左掌向左缠绕，变掌心向上后握固；目视左拳。

动作三：屈肘，回收左拳至腰侧，拳眼朝上；目视前方。

动作四至动作六：同动作一至动作三，唯左右相反。本式一左一右为一遍，共做 3～8 遍。做完后，身体重心右移，左脚回收成并步站立；同时，两拳变掌，自然垂于体侧；目视前方。练习此式时，冲拳要怒目瞪眼，注视冲出之拳，同时脚趾抓地，拧腰顺肩，力达拳面；拳回收时要旋腕，五指用力抓握。

功理与作用：本式中的"怒目瞪眼"可刺激肝经，使肝血充盈，肝气疏泻。有强健筋骨的作用。两腿下蹲十趾抓地、双手攥拳、旋腕、手指逐节强力抓握等动作，可刺激手、足三阴三阳十二经脉的腧穴和督脉等；同时，使全身肌肉、经脉受到静力牵张刺激，长期锻炼可使全身筋肉结实，气力增加。

【第八式】背后七颠百病消

动作一：接上式。两脚跟提起；头上顶，动作略停；目视前方。

动作二：两脚跟下落，轻震地面；目视前方。

本式一起一落为一遍，共做七遍。

功理与作用：脚趾为足三阴、足三阳经交汇之处，脚十趾抓地，可刺激足部有关经脉，调节相应脏腑的功能；同时，颠足可刺激脊柱与督脉，使全身脏腑经络气血通畅，阴阳平衡。颠足而立可发展小腿后部肌群力量，拉长足底肌肉、韧带，提高人体的平衡能力。落地震动可轻度刺激下肢及脊柱各关节内外结构，并使全身肌肉得到放松复位，有助于解除肌肉紧张。

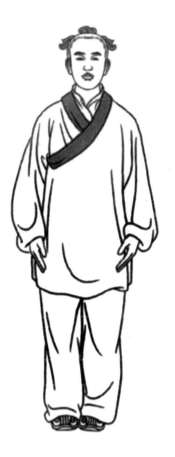

【收式】

动作一：接上式。两臂内旋，向两侧摆起，与髋同高，掌心向后；目视前方。

动作二：两臂屈肘，两掌相叠置于丹田处（男性左手在内，女性右手在内）；目视前方。

动作三：两臂自然下落，两掌轻贴于腿外侧；目视前方。

功理与作用：气息归元，放松肢体肌肉，愉悦心情，进一步巩固练功效果，逐渐恢复到练功前安静时的状态。

第五节　中医常见理疗术

　　中医理疗就是通过人工或自然物理因素作用于人体，诱导其产生有利反应，达到预防和治疗疾病的方法。这些物理因素通过对人体局部直接作用，和对神经、体液的间接作用引起人体生理反应，从而调整血液循环，加快新陈代谢，促进对细胞组织的修复，调节神经系统功能，提高免疫功能，消除致病因素，改善病机过程，达到治病目的。过去中医理疗被广泛用于治病，现在更多被运用于养生。下面让我们一起来了解几种常见的中医理疗。

一、砭术

　　砭术十六法包括感、压、滚、擦、刺、划、叩、刮、拍、揉、振、拨、温、凉、闻、挝。分别叙述如下：

　　1. 感法

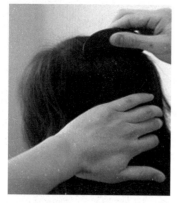
用砭梳梳理头部经络的方法

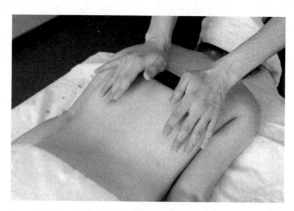
擀法：用大砭锥在人体背部来回滚动的方法

感法即感应法，是指接近和接触砭石，进行保健和调治的方法。其中又分直接接触和间接接触两种方式。直接接触指用砭石直接触及人体。间接接触指砭石与人体之间有一定距离或专门敷设的棉布类织物。一般来说质量大的砭具，如浮磬、砭球、砭棒、砭砧、砭尺等，实施感法效果较好。

砭术感法广泛应用于砭术各种调治方法之中，是砭术十六法之母。从某种意义上来说，由于砭术感法存在良好的调治效果，才有了砭术存在的特殊价值。

2. 压法

压法是将砭具与人体接触后，再施以一定的压力，使砭具压迫人体，以达到更强的效果。实施压法，可以使砭石的场能和砭术师的功力更好地作用于经络。

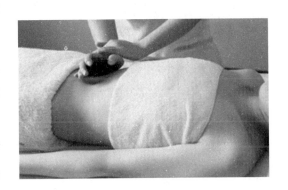

砭术调治过程中，压法贯穿于各种手法之中。在砭术治疗中实施压法，是砭术的特点，也是取得较好疗效的关键。

3. 滚法

滚法是用砭具直接作用于人体体表部位，施加一定的压力，并沿着经络方向进行滚动的一种方法。滚法作用强度比较缓和，面积比较大，有利于调和经络之气。滚法可广泛应用于全身，所用的砭具有砭棒、砭滚、砭球等。

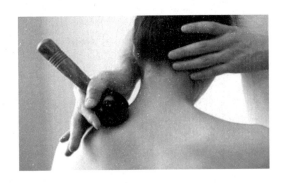

4. 擦法

擦法是用砭具附于施术部位，做快速直线往返运动，使之生热。

直接作用于人体皮肤的擦法，作用强度较轻；用砭术调治时，一般都施加一定的压力，隔一层棉织物作用于机体上，这样更有利于放松机体，达到更好

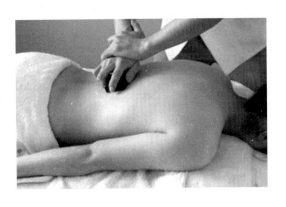

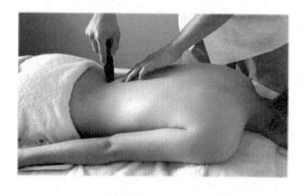

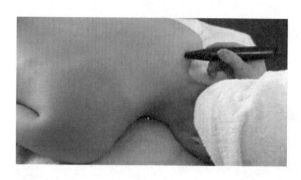

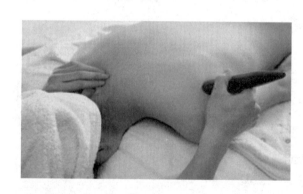

的目的。砭术擦法使用的砭具有砭砧、砭棒和多功能砭板。

擦法的应用比较广，经常结合揉法一起应用，常贯穿于整个砭术调治过程。擦法对人体的刺激比滚法强，但仍属于弱刺激，常用于人体比较薄弱的部位。

5. 刺法

刺法是指用砭具点穴的方法。实施砭术刺法所使用的工具有砭锥、多功能砭板、砭砧、砭棒和砭球等。其方法是利用砭具的尖部刺激人体的相关穴位。砭术中的刺法不是机械刺激，而是利用砭石本身所固有的场能，达到调治目的，故不可盲目追求刺激强度。

6. 划法

划法是指用砭具沿着体表经络方向划动的一种方法。施行砭术划法的工具是砭锥和带有锥状尖端的多功能砭板。划法实施方法与擦法不同的是使用了尖锐的砭锥，触及皮肉面积小、压力大、刺激强。

7. 叩法

利用砭具连续叩击人体的砭术方法称作叩法。几乎所有的砭具都可以用来实施叩法，最常用的有砭砧、砭棒、砭锥、多功能砭板等。叩击的力量不宜过大，叩击的频率最好与患者的脉搏相同。叩法最常用的工具是砭砧，叩击在人体上有明显的针刺感，能作用于经络穴位，激发循经传感。

实施叩法时，肩背和四肢肌肉丰厚的部位力度可大一些，在躯体上要轻，头部做叩法时要极轻。

8. 刮法

利用砭具刮拭人体的砭术手法叫作刮法。实施刮法的砭具很多，如砭砧、砭棒等，最适用的是多功能砭板。砭术中的刮法是砭术十六法中应用最广的方法，在民间已经发展成一种独立的保健方法，俗称刮痧疗法。因此，各种用于刮法的多功能砭板常被人称作刮痧板。

需要注意的是，由于浮石的特性，使用砭板进行治疗时，有时不出痧，也能达到较好的作用。另外，由于浮石具有微晶结构，质地光滑细腻，作用于人体有非常舒服的感觉，不需要润滑油等介质。隔一层棉织物作用于人体，受术者在接受治疗以后，皮肤不会有不适反应。

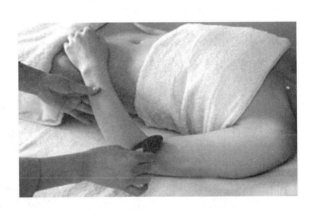

9. 拍法

拍法是指砭术师手持砭尺拍击人体体表经络穴位的一种治疗方法。拍法与叩法的不同在于，拍法使用的工具是砭尺，作用力比较集中，针刺感更明显，渗透层次更深。

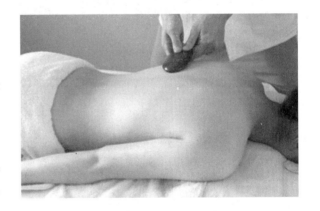

10. 揉法

揉法是指使用砭具在体表肌肉层进行揉擦的一种方法。揉法使用一定的压力，作用于肌肉层，比擦法作用强度较大，渗透层次更深。

揉法的作用要点是：使用一定压力，达到所需层次。在同一层次上逆时针方向均匀、柔和、渗透地实施揉法，由点到面、由轻到重，持续地作用于机体。

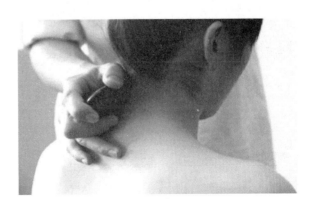

11. 振法

在压法和刺法基础上，砭术师手持砭具，有节奏地做上下振动，称作振法。在压法和刺法中加以振法，可以将压法和刺法的作用传向人体内部深处。

12. 拨法

拨法：用砭具在施术部位来回拨动的手法。

在压法和刺法中，当压力与刺力达到最大时，砭术师迅速沿相反方向将砭具撤离人体，这种做法称拨法。拨法的要领在于缓压速拨，或缓刺速拨。当砭砧缓压人体，或砭锥缓刺人体时，人体局部压力增高，气血向受压区深部或四周流动。拨法的施行，使人体局部压力增高的区域压力骤减，受压区深部和四周的气血快速回流。

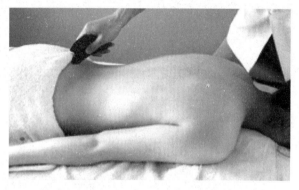 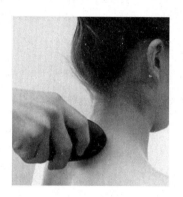

13. 温法

将砭具加热以后置于人体体表部位，加以温热的方法称作温法。温法最常使用的砭具是砭砧，有时也可用砭板。使用砭具做温法时，可以在热水中加热，或晴天在日照下加热后，再把它置于施治部位。将加热的砭具置于人体上，患者可明显感觉到热气往身上走，并渗透到深处，非常舒服。

14. 凉法

凉法与温法相反。将砭具在冷水中浸泡良久，取出擦干，再把它置于人体患

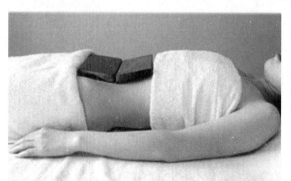

部，这种做法称作凉法。应用凉法要注意掌握分寸，不能过度，过度则会使患者受寒。年老体弱者慎用。

近来，有人将小型砭具，如砭板、砭佩和砭棒放在冷水中浸凉，应用凉法做美容。

15. 闻法

闻是听的意思。闻法就是听磬。砭术中的闻，是十六法中的音乐疗法。

16. 挝法

挝法即自己亲自击磬的砭术方法，并列于砭术十六法中。孔夫子就曾以击磬来修养身心。《论语·宪问》记载："子击磬于卫。有荷蒉而过孔氏之门者，曰：'有心哉，击磬乎！'"闻磬时，磬发出的声波通过空气介质传到人体。击磬时，由于磬与人直接接触，或通过固体磬锤与人体相通，磬发出的声波传到人体时带来的声能大于闻磬。

实施砭石疗法注意事项：①头部不使用叩法；②心脏附近不使用叩法和振法；③孕妇腹部不作砭术治疗；④老弱者慎用凉法；⑤对老弱者和人体脆弱部位要慎重掌握施术的力度。

二、按摩

说起日常保健，很多人首先想到的可能是吃各种补药、保健品等。其实，中医保健是一系列的行为，并不单推崇药物服食。当代，中医按摩保健也被越来越多的人所认可，他们大多会选择到按摩养生馆保健养生。其实，如果学学自我按摩的方法，就可以在家中完成健康养生的按摩。下面就为大家介绍一些自我按摩的方法。

1. 腹部

腹部是神阙、中脘、气海、关元、天枢等重要穴位所在之处，对调整人体气血、改善脏腑功能都有好处；同时，腹部也是最怕着凉的地方，屏障功能较差，易受凉而致腹泻。因此，中医提倡"腹宜常揉"的保健方法，即将手心放在肚脐，顺时针轻揉肚脐及四周，可增加肠胃蠕动，增强脾胃功能，提高免疫力。

此外，为了增强效果，也可以用热水袋或热毛巾，轻轻敷在肚脐上，数分钟后取下。或将手掌搓热，劳宫穴对准肚脐，每天坚持敷1~2次。

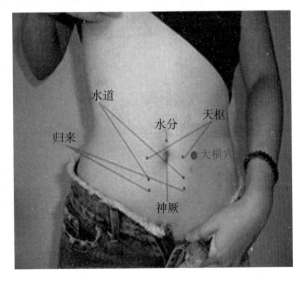

2. 背部

脊椎及其两侧，是督脉和足太阳膀胱经的行经之地，且分布有五脏六腑之气输注的穴位，如心俞、肺俞、脾俞、肝俞、肾俞等。脏腑有疾，均会在背部表现出来。此外，当风、寒等外邪入侵时，膀胱经最易受到影响。护好后背，不受寒凉，则身体不易感冒、患病，还有治疗五脏六腑疾患的效果。

中医常采用捏脊法进行保健，即用双手的拇指与食指相对，将脊柱及两侧的肌

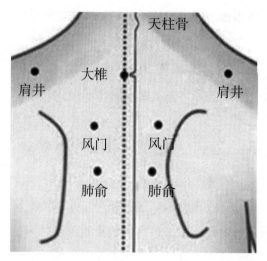

肉提起，边移边提，边提边拿，自下而上（从臀部以上做到颈部以下）操作，直到背部微微有汗或皮肤潮红为度。或搓背、拍背，或用保健锤敲背部，每次5 min，对抵抗感冒、扶助正气、增强免疫力有好处。

3. 足部

足部的穴位较多，有成千上万个末梢神经，与人体各个脏器的健康密切相关，故被称为人的"第二心脏"。中医认为"热从头生，寒从足入"。人的足部距离心脏最远，最易受到寒邪侵袭。因此，足部保暖很重要。

中医建议每隔两三天用热水泡泡脚，可以起到温经通络、促进血液循环的作用。如果能在泡脚水中加入一些温经行气的中药，效果会更好，如将艾叶、红花用水煎煮，加入泡脚水中。冬天泡脚以身上微微出汗为宜，切不可大汗淋漓伤了阳气。冬天怕冷、手脚冰凉、失眠等患者，特别值得一试。

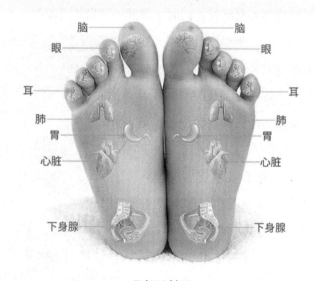

足部反射区

三、拔罐

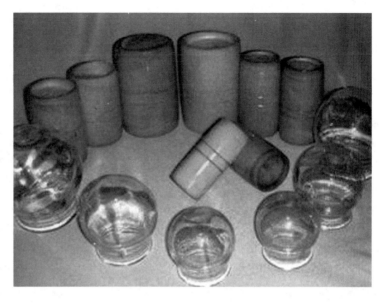

拔罐是以罐为工具，利用燃火、抽气等方法产生负压，使之吸附于体表，造成局部瘀血，以达到通经活络、行气活血、消肿止痛、祛风散寒等作用的疗法。拔罐疗法在我国有着悠久的历史，早在成书于西汉时期的帛书《五十二病方》中就有关于"角法"的记载，角法类似于后世的火罐疗法。而国外古希腊、古罗马时代，也曾经盛行拔罐疗法。

（一）常用工具

目前常用的罐具种类较多，有竹罐、玻璃罐、抽气罐等。

1. 竹罐

（1）材料与制作：采用直径 3～5 cm 坚固无损的竹子，制成 6～8 cm 或 8～10 cm 长的竹管，一端留节作底，另一端作罐口，用刀刮去青皮及内膜，制成形如腰鼓的圆筒，用砂纸打磨，使罐口光滑平整。

（2）优点：取材方便，制作简单，轻便耐用，便于携带，不易破碎。竹罐吸附力大，不仅可用于肩背等肌肉丰满之处，也可应用于腕、踝、足背、手背、肩颈等皮薄肉少的部位，与小口径玻璃罐比较，具有明显优势。另外，可置于煮沸的药液中煎煮后，吸拔于腧穴或体表，既可通过负压改善局部血液循环，又可借助药液的渗透起到局部熏蒸作用，形成双重功效，加强治疗效果。

（3）缺点：易燥裂漏气，且不透明，难以观察罐内皮肤反应，故不宜用于刺血拔罐。

2. 玻璃罐

（1）材料与制作：玻璃罐由耐热玻璃加工制成，形如球状，下端开口，小口大肚，按罐口直径及腔体大小，分为不同型号。

（2）优点：罐口光滑，质地透明，便于观察拔罐部位皮肤充血、瘀血程度，从

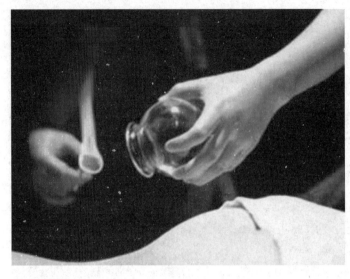

而掌握留罐时间。是目前临床应用最广泛的罐具，特别适用于走罐、闪罐、刺络拔罐及留针拔罐。

（3）缺点：导热快，易烫伤，易破损。

3. 抽气罐

（1）材料与制作：用有机玻璃或透明的工程树脂材料制成，用罐顶活塞控制抽排空气。

（2）优点：抽气罐不用火、电，排除了不安全因素且不会烫伤皮肤；操作简便，可普遍用于个人和家庭的自我医疗保健，是目前较普及的新型拔罐器。

（3）缺点：无火罐的温热刺激效应。

（二）临床应用

1. 拔罐的方法

闪火法操作要点：用镊子夹酒精棉球点燃，在罐内绕一圈再抽出，迅速将罐罩在应拔部位上，即可吸住。

2. 拔罐的应用

（1）留罐：将罐吸附在体表后，使罐留置于施术部位，一般留置 5～10min。多用于风寒湿痹、颈肩腰腿疼痛的施治。

（2）走罐：罐口涂万花油，将罐吸住后，手握罐底，上下来回推拉移动数次，至皮肤潮红。用于面积较大、肌肉丰厚的部位，如腰背。多用于感冒、咳嗽等病症的施治。

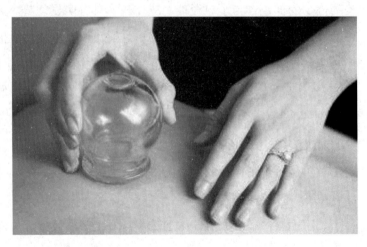

（3）闪罐：罐子吸

住后，立即起下，反复吸拔多次，至皮肤潮红。多用于面瘫的施治。

（4）刺络拔罐：先用梅花针或三棱针在局部叩刺或点刺出血，再拔罐使体表出血 3~5 ml。多用于痤疮等皮肤疾患的施治。

3. 拔罐注意事项

（1）操作禁忌：拔火罐时切忌火烧罐口，否则会烫伤皮肤。留罐时间不宜超过 20 min，否则会损伤皮肤。

（2）部位禁忌：皮肤过敏、溃疡、水肿及心脏、大血管部位，孕妇的腰骶、下腹部，均不宜拔罐。

（三）预防保健

1. 咳嗽拔罐疗法

主穴选定喘穴、肺俞穴；风寒咳嗽配风门穴；风热咳嗽配大椎穴。留罐 8~10 min（小儿罐内负压宜小，负压过大易伤及患儿皮肤）。小儿也可采用闪罐法，每日 1 次，3~5 次为 1 个疗程。

2. 颈肩综合症拔罐疗法

患者取俯卧位，医生在酸胀、麻木及疼痛的颈肩部胸锁乳突肌、斜方肌外上缘处皮肤上涂抹适量跌打万花油，将火罐吸附于皮肤上，并于病变部位来回推动火罐，以局部皮肤出现紫红色或紫黑色瘀点为宜。走罐后采用三棱针在瘀点局部点

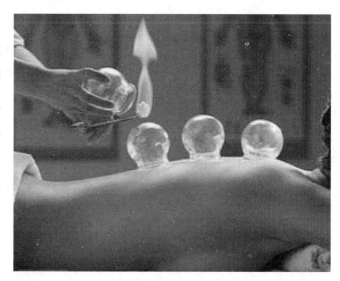

刺，选口径适中的火罐用闪火法在上述部位拔罐，留罐约 10 min，每处出血 2~3 ml。隔日 1 次，5 次为 1 个疗程。

3. 膝关节炎拔罐疗法

可采用药罐疗法：将羌活、独活、防风、木瓜、桑枝、续断、牛膝、杜仲、艾叶、鸡血藤、川芎、当归各 15 g 装入布袋内，加清水煮沸 5 min，再把小号竹罐投入药汁内煮 10 min，使用时用镊子夹起竹罐直接叩于患者内、外膝眼及鹤顶穴处。每次 15min，隔日 1 次，10 次为 1 个疗程。

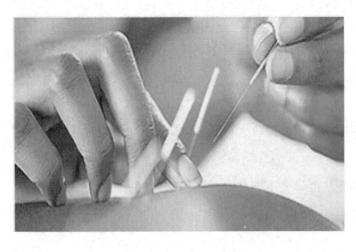

四、针灸

针灸术是以中医理论为指导，运用针灸防治疾病的一门学科，主要内容包括经络、腧穴及刺法、灸法等疗法。针灸疗法具有适应症广、疗效显著、应用方便、经济安全等优点，普遍为人们所接受，已经成为世界医学的重要组成部分。

下面以毫针刺法为例介绍针刺之术。

1. 进针法

临床上一般用右手持针操作，主要是以拇、食、中三指挟持针柄，其状如持毛笔，故右手称为"刺手"。左手抓切按压所刺部位或辅助针身，故称左手为"押手"。

（1）刺手的作用，是掌握针具，施行手法操作。进针时，运指力于针尖，使针刺入皮肤；行针时便于左右捻转、上下提插、弹震刮搓以及出针时的手法操作等。

（2）押手的作用，主要是固定腧穴位置，夹持针身协助刺手进针，使针身有所依附，保持针身垂直，力达针尖，减少刺痛和协助调节、控制针感。

具体的进针方法，临床常用有以下几种：

①指切进针法。用左手拇指或食指端切按在腧穴位置的旁边；右手持针，紧靠左手指甲面将针刺入腧穴。此法适宜于短针的进针。

②夹持进针法。即用左手拇、食二指持捏消毒干棉球，夹住针身下端，将针尖固定在所刺腧穴的皮肤表面位置；右手捻动针柄，将针刺入腧穴。此法适用于长针的进针。

临床上也有采用插刺进针的，即单用右手拇、食二指夹持消毒干棉球，夹住针身下端，使针尖露出2~3分，对准腧穴位置，将针迅速刺入腧穴；然后将针捻转刺入一定深度，并根据需要选用适当押手手法配合行针。

③舒张进针法。用左手拇、食二指将所刺腧穴部位的皮肤向两侧撑开，使皮肤绷紧；右手持针，使针从左手拇、食二指的中间刺入。此法主要用于皮肤松弛部位的腧穴。

④提捏进针法。用左手拇、食二指将针刺腧穴部位的皮肤捏起，右手持针，从捏起的皮肤上端将针刺入。此法主要用于皮肉浅薄部位的腧穴进针，如印堂穴等。

以上各种进针方法在临床上应根据腧穴所在部位的解剖学特点、针刺深浅和手法的要求灵活选用，以便于进针和减少病人的疼痛。

此外，也有采用针管进针的，即备好玻璃或金属制成的针管，针管长度比毫针短2~3分，以便露出针柄，针管的直径，以能顺利通过针尾为宜。进针时左手持针管，将针装入管内，针尖与针管下端平齐，置于应刺的腧穴上，针管上端露出针柄2~3分，用右手食指叩打针尾或用中指弹击针尾，即可使针刺入。然后退出针管，再运用行针手法。

2.针刺的角度和深度

（1）角度

针刺的角度，是指进针时针身与皮肤表面所形成的夹角。

它是根据腧穴所在位置和医者针刺所要达到的目的结合而定。一般分下列三种角度：

①直刺：是针身与皮肤表面呈90°角左右垂直刺入。此法适用于人体大部分腧穴。

②斜刺：是针身与皮肤表面呈45°角左右倾斜刺入。此法适用于肌肉较浅薄处或内有重要脏器或不宜于直刺、深刺的腧穴。

③平刺：即横刺、沿皮刺。是针身与皮肤表面呈15°角左右沿皮刺入。此法适用于皮薄肉少部位的腧穴，如头部腧穴等。

（2）深度

针刺的深度是指针身刺入人体内的深浅度数，每个腧穴的针刺深度不同，在此仅作原则介绍。

①体质：身体瘦弱者，宜浅刺；身强体肥者，宜深刺。

②年龄：年老体弱者及小儿娇嫩之体，宜浅刺；中青年身强体壮者，宜深刺。

③病情：阳证、新

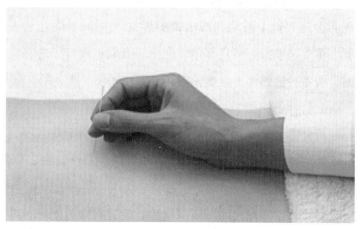

病宜浅刺；阴证、久病宜深刺。

④部位：头面和胸背及皮薄肉少处的腧穴，宜浅刺；四肢、臀、腹及肌肉丰满处的腧穴，宜深刺。

总的来说，针刺深度以既有针感，同时又不伤及脏器为宜。针刺的角度、深度关系极为密切，一般来讲，深刺多用直刺，浅刺多用斜刺或平刺。对天突、哑门、风府等穴以及眼区，胸背和重要脏器如心、肝、肺等部位的腧穴，尤其要注意掌握好针刺角度和深度。不同季节，对针刺深浅也有影响，应予以重视。

3. 得气

"得气"是针刺治疗过程中的感觉，包括两个方面：

一是病人对进针后的针刺感觉，又称针感。施术者根据针感掌握手法操作，以达到有效的刺激程度。

二是施术者手指对针刺入皮肤以后的感觉，又称手感。施术者根据手感去寻找、调整针感，使针感达到治疗疾病所需要的程度。

（1）针感

针感是指从进针开始到出针为止的全过程中所发生的感觉。

由于刺激部位与组织结构、个体感觉差异及对感觉的形容不同，可反映出各式各样的针感，这些针感不但产生于针刺的局部，还会向其他部位传导。

（2）手感

手感是医生在刺针过程中，针尖经过和遇到的各种组织的感觉，从中得知针尖刺到的是何种组织；也指进针过程中病人的针感，包括针感的性质和强度。医生根据手感调整针感，达到治疗疾病的目的。

总之，得气是指将针刺入腧穴后所产生的经气感应。当这种经气感应产生时，医者会感到针下有徐和或沉紧的感觉，同时患者也会在针下出现相应的酸、麻、胀、重等甚或沿着一定部位、向一定方向扩散传导的感觉。若无经气感应而不得气时，医者会感到针下空虚无物，患者亦无酸、麻、胀、重等感觉。

4. 行针

行针亦名运针，是指将针刺入腧穴后，为了使之得气，调节针感以及进行补泻而实施的各种针刺手法。行针的基本手法，是针刺的基本动作，常用的有以下两种：

（1）提插法

是将针刺入腧穴的一定深度后，使针在穴内上下、进退的操作方法。针从浅层向下刺入深层为插，由深层向上退到浅层为提。至于提插幅度的大小、层次的有无、频率的快慢以及操作时间的长短等，应根据病人的体质、病情和腧穴的部位，以及治疗目的而灵活掌握。

（2）捻转法

是将针刺入腧穴的一定深度后，以右手拇指和中、食二指持住针柄，左右来回旋转捻动。至于捻转角度的大小、频率的快慢、操作时间的长短等，应根据病人的体质、病情和腧穴的特征以及治疗目的，灵活运用。

以上两种基本手法，既可单独应用，也可相互配合运用，在临床上必须根据病人的具体情况灵活掌握，才能发挥其应有的作用。

第六节　中医汤头歌诀

1. 麻黄汤

　　麻黄汤中用桂枝，杏仁甘草四般施。
　　发热恶寒头项痛，喘而无汗宜服之。

2. 桂枝汤

　　桂枝汤治太阳风，芍药甘草姜枣同。
　　解肌发表调营卫，表虚有汗此为功。

3. 九味羌活汤

　　九味羌活用防风，细辛苍芷与川芎。
　　黄芩生地同甘草，分经论治宜变通。

4. 香薷饮

　　三物香薷豆朴先，散寒化湿功效兼。
　　若益银翘豆易花，新加香薷祛暑煎。

5. 小青龙汤

　　小青龙汤最有功，风寒束表饮停胸。
　　辛夏甘草和五味，姜桂麻黄芍药同。

6. 止嗽散

　　止嗽散内用桔梗，紫菀荆芥百部陈。
　　白前甘草共为末，姜汤调服止嗽频。

7. 银翘散

　　　　　银翘散主上焦疴，竹叶荆牛豉薄荷。

　　　　　甘桔芦根凉解法，清疏风热煮无过。

8. 桑菊饮

　　　　　桑菊饮中桔杏翘，芦根甘草薄荷饶。

　　　　　清疏肺胃轻宣剂，风温咳嗽服之消。

9. 麻杏石甘汤

　　　　　伤寒麻杏甘石汤，身热而喘是妙方。

　　　　　辛凉宣泻能清肺，定喘除热效力彰。

10. 柴葛解肌汤

　　　　　陶氏柴葛解肌汤，邪在三阳热势张。

　　　　　芩芍桔甘羌活芷，石膏大枣与生姜。

11. 败毒散

　　　　　人参败毒茯苓甘，枳桔柴前羌独芎。

　　　　　薄荷少许姜三片，时行感冒有奇功。

12. 参苏饮

　　　　　参苏饮内用陈皮，枳壳前胡半夏齐。

　　　　　干葛木香甘桔茯，气虚外感最相宜。

13. 再造散

　　　　　再造散用参芪甘，桂附羌防芎芍参。

　　　　　细辛煨姜大枣入，阳虚外感服之安。

14. 加减葳蕤汤

　　　　　加减葳蕤用白薇，豆豉生姜桔梗随。

　　　　　草枣薄荷共八味，滋阴发汗功可慰。

15. 大承气汤

　　　　　大承气汤用硝黄，配伍枳朴泻力强。

　　　　　痞满燥实四症见，峻下热结宜此方。

　　　　　去硝名曰小承气，便鞭痞满泻热良。

　　　　　调胃承气硝黄草，便秘口渴急煎尝。

16. 大黄牡丹汤

金匮大黄牡丹汤，桃仁瓜子芒硝裹。

肠痈初起腹按痛，苔黄脉数服之康。

17. 温脾汤

温脾参附与干姜，甘草当归硝大黄。

寒热并行治寒积，脐腹绞结痛非常。

18. 麻子仁丸

麻子仁丸治脾约，大黄枳朴杏仁芍。

胃热津黏便难解，润肠通便功效高。

19. 黄龙汤

黄龙汤枳朴硝黄，参归甘桔枣生姜。

阳明腑实气血弱，攻补兼施效力强。

20. 十枣汤

十枣逐水效甚夸，大戟甘遂与芫花。

悬饮内停胸胁痛，大腹肿满用无差。

21. 小柴胡汤

小柴胡汤和解供，半夏人参甘草从。

更用黄芩加姜枣，少阳百病此为宗。

22. 蒿芩清胆汤

蒿芩清胆枳竹茹，陈夏茯苓碧玉入。

热重寒轻痰湿重，胸痞呕恶总能除。

23. 四逆散

四逆散里用柴胡，芍药枳实甘草须。

此是阳郁成厥逆，疏肝理脾奏效奇。

24. 逍遥散

逍遥散用归芍柴，苓术甘草姜薄偕。

疏肝养血兼理脾，丹栀加入热能排。

25. 痛泻要方

痛泻要方用陈皮，术芍防风共成剂。

肠鸣泄泻腹又痛，治在泻肝与实脾。

26. 半夏泻心汤

　　半夏泻心黄连芩，干姜甘草与人参。

　　大枣合之治虚痞，法在降阳而和阴。

27. 大柴胡汤

　　大柴胡汤用大黄，枳实芩夏白芍将。

　　煎加姜枣表兼里，妙法内攻并外攘。

28. 防风通圣散

　　防风通圣大黄硝，荆芥麻黄栀芍翘。

　　甘桔芎归膏滑石，薄荷芩术力偏饶。

　　表里交攻阳热盛，外科疡毒总能消。

29. 葛根黄芩黄连汤（芩连葛根汤）

　　葛根黄芩黄连汤，再加甘草共煎尝。

　　邪陷阳明成热利，清里解表保安康。

30. 白虎汤

　　白虎膏知甘草粳，气分大热此方清。

　　热渴汗出脉洪大，加入人参生气津。

31. 竹叶石膏汤

　　竹叶石膏汤人参，麦冬半夏甘草临。

　　再加粳米同煎服，清热益气养阴津。

32. 清营汤

　　清营汤治热传营，脉数舌绛辨分明。

　　犀地丹玄麦凉血，银翘连竹气亦清。

33. 犀角地黄汤

　　犀角地黄芍药丹，血热妄行吐衄斑。

　　蓄血发狂舌质绛，凉血散瘀病可痊。

34. 黄连解毒汤

　　黄连解毒汤四味，黄芩黄柏栀子备。

　　躁狂大热呕不眠，吐衄斑黄均可为。

35. 普济消毒

　　普济消毒芩芩连，甘桔蓝根勃翘玄。

升柴陈薄僵蚕入，大头瘟毒此方先。

36. 凉膈散

凉膈硝黄栀子翘，黄芩甘草薄荷饶。

竹叶蜜煎疗膈上，中焦燥实服之消。

37. 仙方活命饮方歌

仙方活命金银花，防芷归陈草芍加。

贝母花粉兼乳没，穿山角刺酒煎佳。

38. 导赤散

导赤生地与木通，草梢竹叶四般攻。

口糜淋痛小肠火，引热同归小便中。

39. 龙胆泻肝汤

龙胆泻肝栀芩柴，生地车前泽泻偕。

木通甘草当归合，肝经湿热力能排。

40. 左金丸

左金连萸六一丸，肝火犯胃吐吞酸；

再加芍药名戊己，热泻热痢服之安。

41. 泻白散（泻肺散）

泻白桑皮地骨皮，甘草粳米四般宜。

参茯知芩皆可入，肺热咳喘此方先。

42. 苇茎汤

苇茎汤出千金方，桃仁薏苡冬瓜仁。

肺痈痰热兼瘀血，化浊排脓病自宁。

43. 清胃散

清胃散用升麻连，当归生地牡丹全。

或加石膏清胃热，口疮吐衄与牙宣。

44. 玉女煎

玉女煎用熟地黄，膏知牛膝麦冬襄。

肾虚胃火相为病，牙痛齿衄宜煎尝。

45. 芍药汤

芍药汤中用大黄，芩连归桂槟草香。

清热燥湿调气血，里急腹痛自安康。

46. 白头翁汤

白头翁汤治热痢，黄连黄柏与秦皮。

味苦性寒能凉血，解毒坚阴功效奇。

47. 清暑益气汤

王氏清暑益气汤，善治中暑气阴伤。

洋参冬斛荷瓜翠，连竹知母甘粳襄。

48. 青蒿鳖甲汤

青蒿鳖甲知地丹，阴虚发热服之安。

夜热早凉无汗出，养阴透热服之安。

49. 当归六黄汤

当归六黄二地黄，芩连芪柏共煎尝。

滋阴泻火兼顾表，阴虚火旺盗汗良。

50. 小建中汤

小建中汤芍药多，桂姜甘草大枣和。

更加饴糖补中脏，虚劳腹冷服之瘥。

51. 理中丸

理中丸主理中乡，甘草人参术干姜。

呕利腹痛阴寒盛，或加附子总扶阳。

52. 吴茱萸汤

吴茱萸汤人参枣，重用生姜温胃好。

阳明寒呕少阴利，厥阴头痛皆能保。

53. 四逆汤

四逆汤中附草姜，四肢厥冷急煎尝。

腹痛吐泻脉微细，急投此方可回阳。

54. 当归四逆汤

当归四逆桂芍枣，细辛甘草与通草。

血虚肝寒手足冷，煎服此方乐陶陶。

55. 黄芪桂枝五物汤

黄芪桂枝五物汤，芍药大枣与生姜。

益气温经和营卫，血痹风痹功效良。

56. 阳和汤

阳和汤法解寒凝，贴骨流注鹤膝风。

熟地鹿胶姜炭桂，麻黄白芥甘草从。

57. 四君子汤

四君补气基本方，食少无力大便溏。

人参白术茯苓草，益气健脾功效强。

除却半夏名异功，或加香砂气滞使。

58. 参苓白术散

参苓白术扁豆陈，山药甘莲砂薏仁。

桔梗上浮兼保肺，枣汤调服益脾神。

59. 补中益气汤

补中益气芪术陈，升柴参草当归身。

虚劳内伤功独擅，亦治阳虚外感因。

60. 玉屏风散

玉屏风散最有灵，芪术防风鼎足形。

表虚汗多易感冒，药虽相畏效相成。

61. 生脉散

生脉散治气阴虚，人参麦冬五味齐。

补气生津又敛阴，气短自汗诸证去。

62. 四物汤

四物补血基本方，营血虚滞急煎尝。

熟地当归白芍芎，补血调经功效强。

63. 当归补血汤

当归补血君黄芪，芪归用量五比一。

补气生血功独显，血虚发热用之宜。

64. 归脾汤

归脾参芪术草姜，当归龙眼枣木香。

茯神远志酸枣仁，益气补血心脾强。

65. 泰山磐石散

泰山磐石八珍全，去苓加芪芩断联。

再益砂仁及糯米，妇人胎动可安全。

66. 六味地黄丸

六味地黄益肝肾，萸薯丹泽地苓专。

更加知柏成八味，阴虚火旺自可煎。

养阴明目加杞菊，滋阴都气五味先。

肺肾两调金生水，麦冬加入长寿 丸。

67. 左归丸

左归丸内山药地，萸肉枸杞与牛膝。

菟丝龟鹿二胶合，壮水之主方第一。

68. 大补阴丸

大补阴丸知柏黄，龟板脊髓蜜成方。

咳嗽咯血骨蒸热，阴虚火旺制亢阳。

69. 炙甘草汤

炙甘草汤参姜归，麦冬生地大麻仁。

大枣阿胶加酒服，虚劳肺痿效如神。

70. 一贯煎

一贯煎中用地黄，沙参杞子麦冬襄。

当归川楝水煎服，阴虚肝郁是妙方。

71. 百合固金汤

百合固金二地黄，麦冬玄参桔甘藏。

贝母芍药当归配，喘咳痰血肺家伤。

72. 肾气丸

金匮肾气治肾虚，熟地淮药及山萸。

丹皮苓泽加桂附，引火归原热下趋。

73. 右归丸

右归丸中地附桂，山药萸萸菟丝归。

杜仲鹿胶枸杞子，益火之源此方魁。　（阴阳双补）

74. 地黄饮子

地黄饮子山茱斛，麦味菖蒲远志茯。

苁蓉桂附巴戟天，少入薄荷姜枣服。

（固涩剂，固表止汗）

75. 牡蛎散

牡蛎散内用黄芪，小麦麻根合用宜。

卫虚自汗或盗汗，固表收涩见效奇。

76. 真人养脏汤

真人养脏诃粟壳，肉蔻当归桂木香。

术芍参甘为涩剂，脱肛久痢早煎尝。

77. 金锁固精丸

金锁固精芡莲须，蒺藜龙骨与牡蛎。

莲粉糊丸盐汤下，补肾涩精止滑遗。

78. 桑螵蛸散

桑螵蛸散治便数，参苓龙骨同龟壳。

菖蒲远志当归入，补肾宁心健忘灵。

79. 固冲汤

固冲补气用术芪，龙牡芍萸茜草宜。

倍子海蛸棕榈炭，崩中漏下总能医。

80. 固经丸

固经丸用龟板君，黄柏椿皮香附群。

黄芩芍药酒丸服，漏下崩中色黑殷。

81. 朱砂安神丸

朱砂安神东垣方，归连甘草合地黄。

怔忡不寐心烦乱，清热养阴可复康。

82. 天王补心丹

天王补心柏子仁，二冬归地与三参。

桔苓远志朱砂蜜，枣味酸收血自生。

83. 酸枣仁汤

酸枣二升先煮汤，茯知二两用之良。

芎二甘一相调剂，服后安然入梦乡。

84. 安宫牛黄丸

安宫牛黄开窍方，芩连栀郁朱雄黄。

牛角珍珠冰麝箔，热闭心包功效良。

85. 苏合香丸

苏合香丸麝息香，木丁朱乳荜檀襄。

牛冰术沉诃香附，中恶急救莫彷徨。

86. 越鞠丸

越鞠丸治六般郁，气血痰火食湿因。

芎苍香附兼神曲，气畅郁舒痛闷伸。

87. 柴胡疏肝散

柴胡疏肝芍川芎，枳壳陈皮草香附。

疏肝行气兼活血，胁肋疼痛皆能除。

88. 四磨汤

四磨饮子七情侵，人参乌药及槟沉。

浓磨煎服调滞气，实者枳壳易人参。

89. 瓜蒌薤白白酒汤

瓜蒌薤白白酒汤，胸痹胸闷痛难当。

喘息短气时咳唾，难卧仍加半夏良。

90. 半夏厚朴汤

半夏厚朴痰气疏，茯苓生姜共紫苏。

加枣同煎名四七，痰凝气滞皆能除。

91. 枳实消痞丸

枳实消痞四君全，麦芽夏曲朴姜连。

蒸饼糊丸消积满，消中有补两相兼。

92. 厚朴温中汤

厚朴温中陈草苓，干姜草蔻木香停。

煎服加姜治腹痛，虚寒胀满用皆灵。

93. 天台乌药散

天台乌药木茴香，巴豆制楝青槟姜。

行气疏肝止疼痛，寒疝腹痛是良方。

94. 暖肝煎

暖肝煎中杞茯归，茴沉乌药合肉桂。
下焦虚寒疝气痛，温补肝肾此方推。

95. 加味乌药汤

加味乌药汤砂仁，香附木香乌草伦。
配入玄胡共六味，经前胀痛效堪珍。

96. 定喘汤

定喘白果与麻黄，款冬半夏白皮桑。
苏杏黄芩兼甘草，外寒痰热哮喘尝。

97. 旋覆代赭汤

旋覆代赭用人参，半夏姜甘大枣随。
重以镇逆咸软痞，痞硬噫气力能禁。

98. 橘皮竹茹汤

橘皮竹茹治呕逆，人参甘草枣姜益。
胃虚有热失和降，久病之后更相宜。

99. 苏子降气汤

苏子降气半夏归，前胡桂朴草姜随。
上实下虚痰嗽喘，或加沉香去肉桂。

100. 桃核承气汤

桃核承气五般施，甘草硝黄并桂枝。
瘀热互结小腹胀，如狂蓄血功最奇。

101. 血府逐瘀汤

血府当归生地桃，红花甘草壳赤芍。
柴胡芎桔牛膝等，血化下行不作劳。

102. 补阳还五汤

补阳还五赤芍芎，归尾通经佐地龙。
四两黄芪为主药，血中瘀滞用桃红。

103. 复元活血汤

复元活血汤柴胡，花粉当归山甲俱。

桃仁红花大黄草，损伤瘀血酒煎去。

104. 温经汤

温经汤用吴萸芎，归芍丹桂姜夏冬。

参草益脾胶养血，调经重在暖胞宫。

105. 生化汤

生化汤是产后方，归芎桃草酒炮姜。

消瘀活血功独擅，止痛温经效亦彰。

106. 咳血方

咳血方中诃子收，海粉山栀共瓜蒌。

青黛泻肝凉血热，咳嗽痰血此方投。

107. 小蓟饮子

小蓟饮子藕蒲黄，木通滑石生地裹。

归草黑栀淡竹叶，血淋热结服之良。

108. 槐花散

槐花散用治肠风，侧柏荆芥枳壳充。

为末等分米饮下，宽肠凉血逐风功。

109. 黄土汤

黄土汤用芩地黄，术附阿胶甘草尝。

温阳健脾能摄血，便血崩漏服之康。

110. 十灰散

十灰散用十般灰，柏茅茜荷丹棕煨。

二蓟栀黄各炒黑，上部出血势能摧。

111. 川芎茶调散

川芎茶调散荆防，辛芷薄荷甘草羌。

目昏鼻塞风攻上，正偏头痛悉能康。

112. 独活寄生汤

独活寄生芄防辛，芎归地芍桂苓均。

杜仲牛膝人参草，冷风顽痹屈能伸。

113. 大秦艽汤

大秦艽汤羌独防，芎芷辛芩二地黄。

石膏归芍苓甘术，风邪散见可通尝。

114. 消风散

消风散内有荆防，蝉蜕胡麻苦参苍。

知膏蒡通归地草，风疹湿疹服之康。

115. 羚角钩藤汤

俞氏羚角钩藤汤，桑菊茯神鲜地黄。

贝草竹茹同芍药，肝风内动急煎尝。

116. 镇肝熄风汤

镇肝熄风芍天冬，玄参牡蛎赭茵供。

麦龟膝草龙川楝，肝风内动有奇功。

117. 天麻钩藤饮

天麻钩藤石决明，杜仲牛膝桑寄生。

栀子黄芩益母草，茯神夜交安神宁。

118. 大定风珠

大定风珠鸡子黄，再合加减复脉汤。

三甲并同五味子，滋阴熄风是妙方。

119. 杏苏散

杏苏散内陈夏前，枳桔苓草枣姜研。

清宣温润治凉燥，咳止痰化病自痊。

120. 桑杏汤

桑杏汤中象贝宜，沙参栀豉与梨皮。

干咳鼻燥右脉大，辛凉甘润燥能医。

121. 清燥救肺汤

清燥救肺参草杷，石膏胶杏麦胡麻。

经霜收下冬桑叶，清燥润肺效可夸。

122. 麦门冬汤

麦门冬汤用人参，枣草粳米半夏存。

肺痿咳逆因虚火，益胃生津此方珍。

123. 养阴清肺汤

养阴清肺是妙方，玄参草芍麦地黄。

薄荷贝母丹皮入，时疫白喉急煎尝。

124. 增液汤

增液玄参与地冬，热病津枯便不通。

补药之体作泻剂，但非重用不为功。

125. 平胃散

平胃散用朴陈皮，苍术甘草姜枣齐。

燥湿运脾除胀满，调味和中此方宜。

126. 藿香正气散

藿香正气大腹苏，甘桔陈苓术朴俱。

夏曲白芷加姜枣，感伤岚瘴并能驱。

127. 茵陈蒿汤

茵陈蒿汤治阳黄，栀子大黄组成方。

栀子柏皮加甘草，茵陈四逆治阴黄。

128. 八正散

八正木通与车前，萹蓄大黄滑石研。

草梢瞿麦兼栀子，煎加灯草痛淋蠲。

129. 三仁汤

三仁杏蔻薏苡仁，朴夏白通滑竹伦。

水用甘澜扬百遍，湿温初起法堪遵。

130. 甘露消毒丹

甘露消毒蔻藿香，茵陈滑石木通菖。

芩翘贝母射干薄，湿温时疫是主方。

131. 五苓散

五苓散治太阳府，泽泻白术与二苓。

温阳化气添桂枝，利便解表治水停。

132. 猪苓汤

猪苓汤用猪茯苓，泽泻滑石阿胶并。

小便不利兼烦渴，利水养阴热亦平。

133. 防己黄芪汤

防己黄芪金匮方，白术甘草枣生姜。

汗出恶风兼身重，表虚湿盛服之康。

134. 苓桂术甘汤

苓桂术甘化饮剂，温阳化饮又健脾。

饮邪上逆胸胁满，水饮下行悸眩去。

135. 甘草干姜茯苓白术汤

肾著汤内用干姜，茯苓甘草白术襄。

伤湿身重与腰冷，亦名甘姜苓术汤。

136. 真武汤

真武汤壮肾中阳，茯苓术芍附生姜。

少阴腹痛有水气，悸眩瞤惕保安康。

137. 实脾散

实脾苓术与木瓜，甘草木香大腹加。

草果附姜兼厚朴，虚寒阴水效堪夸。

138. 萆薢分清饮

萆薢分清石菖蒲，萆薢乌药益智俱。

或益茯苓盐煎服，通心固肾浊精驱。

139. 完带汤

完带汤中用白术，山药人参白芍辅。

苍术车前黑芥穗，陈皮甘草与柴胡。

140. 二陈汤

二陈汤用半夏陈，益以茯苓甘草臣。

利气和中燥湿痰，煎加生姜与乌梅。

141. 温胆汤

温胆汤中苓半草，枳竹陈皮加姜枣。

虚烦不眠证多端，此系胆虚痰热扰。

142. 清气化痰丸

清气化痰星夏橘，杏仁枳实瓜蒌实。

苓苓姜汁糊为丸，气顺火消痰自失。

143. 小陷胸汤

小陷胸汤连夏蒌，宽胸开结涤痰优。

膈上热痰痞满痛，舌苔黄腻服之休。

144. 贝母瓜蒌散

贝母瓜蒌花粉研，橘红桔梗茯苓添。

呛咳咽干痰难出，润燥化痰病自安。

145. 苓甘五味姜辛汤

苓甘五味姜辛汤，温阳化饮常用方。

半夏杏仁均可入，寒痰冷饮保安康。

146. 半夏白术天麻汤

半夏白术天麻汤，苓草橘红大枣姜。

眩晕头痛风痰证，热盛阴亏切莫尝。

147. 保和丸

保和神曲与山楂，苓夏陈翘菜菔加。

炊饼为丸白汤下，方中亦可加麦芽。

148. 枳实导滞丸

枳实导滞首大黄，苓连曲术茯苓襄。

泽泻蒸饼糊丸服，湿热积滞力能攘。

149. 健脾丸

健脾参术苓草陈，肉蔻香连合砂仁。

楂肉山药曲麦炒，消补兼施此方寻。

150. 乌梅丸

乌梅丸用细辛桂，黄连黄柏及当归。

人参椒姜加附子，清上温下又安蛔。

第七节　十八反、十九畏歌诀

（一）十八反歌

> 本草明言十八反，半蒌贝蔹芨攻乌。
>
> 藻戟遂芫俱战草，诸参辛芍叛藜芦。

（二）十九畏歌

> 硫黄原是火中精，朴硝一见便相争。
>
> 水银莫与砒霜见，狼毒最怕密陀僧。
>
> 巴豆性烈最为上，偏与牵牛不顺情。
>
> 丁香莫与郁金见，牙硝难合京三棱。
>
> 川乌草乌不顺犀，人参最怕五灵脂。
>
> 宫桂善能调冷气，若逢石脂便相欺。
>
> 大凡修合看顺逆，炮爁炙煿莫相依。

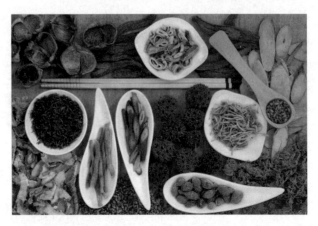

第八节 针灸歌诀

四总穴歌：

肚腹三里留，腰背委中求。头项寻列缺，面口合谷收。

心胸取内关，小腹三阴谋。酸痛阿是穴，急刺救水沟。

十六郄（xì）穴歌：

郄义即孔隙，本属气血集。肺向孔最取，大肠温溜别。

胃经是梁丘，脾属地机穴。心则取阴郄，小肠养老列。

膀胱金门守，肾向水泉施。心包郄门刺，三焦会宗持。

胆郄在外丘，肝经中都是。阳跷跗阳走，阴跷交信期。

阳维阳交穴，阴维筑宾知。

下合穴歌：

胃经下合三里乡，上下巨虚大小肠。

膀胱当合委中穴，三焦下合属委阳。

胆经之合阳陵泉，腑病用之效必彰。

经穴个数：

手太阴肺个十一，大肠二十脾二一。

胃经四五肾二七，三焦二三胆二四。

小肠一九膀六七，心包与心个数九。

任二十四督二八。

十五络穴歌：

> 列缺偏历肺大肠，通里支正心小肠。
>
> 心包内关三焦外，公孙丰隆脾胃详。
>
> 胆络光明肝蠡沟，大钟络肾膀飞扬。
>
> 脾之大络名大包，任络尾翳督长强。

十二背俞穴歌：

> 胸三肺俞厥阴四，心五肝九十胆俞。
>
> 十一脾俞十二胃，十三三焦十四肾。
>
> 十六大肠小十七，膀胱俞与十九平。

八脉交会穴：

> 公孙冲脉胃心胸，内关阴维下总同。
>
> 临泣胆经连带脉，阳维目锐外关逢。
>
> 后溪督脉内眦颈，申脉阳跷络亦通。
>
> 列缺任脉行肺系，阴跷照海膈喉咙。

十二原穴歌：

> 肺渊包陵心神门，大肠合谷焦阳池。
>
> 小肠之原腕骨穴，足之三阴三原太。
>
> 胃原冲阳胆丘墟，膀胱之原京骨寻。

十二募穴歌：

> 天枢大肠肺中府，关元小肠巨阙心。
>
> 中极膀胱京门肾，胆日月肝期门寻。
>
> 脾募章门胃中脘，气化三焦石门针。
>
> 心包募穴何处取？胸中膻中觅浅深。

八会穴歌：

> 腑会中脘脏章门，髓会绝骨筋阳陵。
>
> 血会膈腧骨大杼，脉太渊气膻中寻。

六十六穴歌：

> 少商鱼际与太渊，经渠尺泽肺相连。
>
> 商阳二三间合谷，阳溪曲池大肠牵。
>
> 厉兑内庭陷谷胃，冲阳解溪三里连。

隐白大都足太阴，太白商丘并阴陵。

少冲少府属于心，神门灵道少海寻。

少泽前谷后溪腕，阳谷小海小肠经。

至阴通谷束京骨，昆仑委中膀胱焉。

涌泉然谷与太溪，复溜阴谷肾经传。

中冲劳宫心包络，大陵间使曲泽连。

关冲液门中渚焦，阳池支沟天井言。

窍阴侠溪临泣胆，丘墟阳辅阳陵泉。

大敦行间太冲看，中封曲泉属于肝。

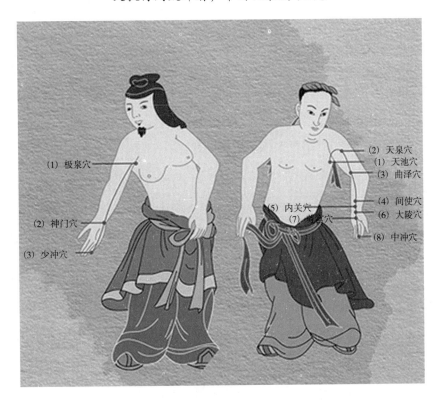

宣传中医药文化

第一节 十大陇药

一、甘草

又名乌拉尔甘草，别名国老、国老草、蜜草、甜草、甜草根。多年生草本植物，属豆科。

【采收加工】 春、秋二季采挖，除去须根，晒干。

【性状】 根呈圆柱形，长 30~100 cm，直径 0.5~3 cm。表面红棕色或灰棕色，有显著的纵皱纹、皮孔及稀疏的细根痕。质坚实，断面略显纤维性，黄白色，粉性，形成层环明显，射线放射状，有的有裂隙。根茎表面有芽痕，断面中部有髓。气微，具特异的甜味。

【性味与归经】 甘，平。归心、肺、脾、胃经。

【功能与主治】 补脾益气，消热解毒，祛痰止咳，缓急止痛，调和诸药。用于脾胃虚弱，倦怠乏力，心悸气短，咳嗽痰多，脘腹、四肢挛急疼痛，痈肿疮毒，缓解药物毒性、烈性。

【炮制】 除去杂质，洗净，润透，切厚片，干燥。

【药理作用】 肾上腺皮质激素样作用和调节机体免疫功能。抗菌、抗病毒、抗炎、抗变态反应等作用；抗溃疡作用、解痉和保肝作用。镇咳、祛痰、解毒作用。甘草还具有抗心律失常、降血脂、抗动脉粥样硬化、抑制血小板聚集、抗肿瘤、镇痛等作用。

【注意】 不宜与京大戟、红大戟、芫花、甘遂、海藻同用。

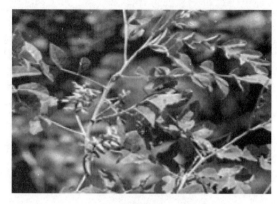

甘草植株

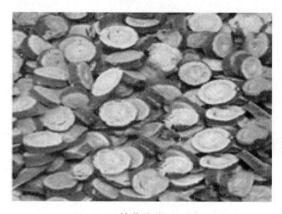

甘草饮片

【贮藏】 置通风干燥处，防蛀。

【附方】

1. 治疗慢性咽炎：甘草 10g，开水泡后当茶饮，甘味不明显时弃之。禁食鱼、辣椒等食物。轻者服 1~2 个月，重者服 3~5 个月。

2. 治疗急性乳腺炎（未化脓）：生甘草、赤芍各 30g。每日 1 剂，水煎服，连服 1~3 剂。

3. 治疗慢性前列腺炎合并阳痿：生甘草研末，20g 一包分装。每日 20~40g，开水泡饮。10d 为 1 个疗程，一般用 1~3 个疗程。

4. 治疗皮肤皲裂：把 50g 甘草加入 75%酒精 200ml 中，浸泡 24h 后去药渣，再加入甘油 200ml 备用。用时先将患处洗净，再涂本药。

5. 治疗无菌性炎症：酒精甘草（制法：生甘草 50g 研成细末，用 75%酒精 20ml 浸透拌匀备用）外敷，治疗因静脉给药或输血漏出血管外引起的局部组织无菌性炎症。

6. 治疗过敏性紫癜：大枣 150g，甘草 20g。水煎服，每日 1 剂，吃枣饮汤，7d 为 1 个疗程。

7. 治疗婴幼儿便秘：生甘草 2~3g，加 10~15ml 开水泡服。每日 1 次，一般服 7~15d 即可。

8. 治疗更年期综合征：甘草 9g，小麦 15g，大枣 10 枚。水煎服，每日 1 剂。此方还可治精神恍惚，悲伤欲哭，失眠等精神性疾病。

二、当归

又名秦归、丹归、西当归、岷归。

【采收加工】 10月上旬叶已变黄，割地上部；10月下旬，挖根，除去须根及泥沙，待水分稍蒸发后，2~6 个捆成 1 把。搭棚熏烟（15d）至红色或金黄色，用文火熏干，注意翻动。

【性状】 本品略呈圆柱形，下部有支根 3～5 条或更多，长 15～28cm，表面黄棕色至棕褐色，具纵皱纹及横长皮孔样突起。根头（归头）直径 1.5～4.5cm，具环纹，上端圆钝，有紫色或黄绿色的茎及叶鞘的残基；主根（归身）表面凹凸不平；支根（归尾）直径 0.3～1cm，上粗下细，多扭曲，有少数须根痕。质柔韧，断面黄白色或淡黄棕色。皮部厚，有裂隙及多数棕色点状分泌腔。木部色较淡，形成层环黄棕色。有浓郁的香气，味甘、辛、微苦。以主根粗长、油润、外皮色黄棕、断面色黄白、气味浓厚者为佳。

【性味与归经】 甘、辛，温。归肝、心、脾经。

【功能与主治】 补血活血，调经止痛，润肠通便。用于血虚萎黄，眩晕心悸，月经不调，经闭痛经，虚寒腹痛，肠燥便秘，风湿痹痛、跌扑损伤，痈疽疮疡。由于对妇女的经、带、胎、产各种疾病都有疗效，所以称之为"女科之圣药"。

【炮制】 除去杂质，洗净，润透，切薄片，晒干或低温干燥。

本品为类圆形或不规则薄片。外表皮黄棕色至棕褐色。切面黄白色或淡黄棕色，平坦有裂隙，中间有浅棕色环纹，并有多数棕色的油点，质柔韧。味甘、辛、微苦，香气浓厚。

【药理作用】兴奋子宫平滑肌的作用。缓解心肌缺血、减慢心率的作用。抗心律失常的作用。增加冠脉血流量和降低心肌耗氧量的作用。降血脂及抗实验性动脉粥样硬化作用。

当归一直被中医视为补血要药，用于贫血的治疗，抑制血小板聚集及抗血栓形成，有极显著的生血、增强免疫、抗肿瘤、抗辐射损伤、抗炎、抗细菌作用。挥发油有镇静、催眠、镇痛、麻醉、平喘以及对肾脏有一定保护作用。还有保护肝脏、防止肝糖原降低、降血脂和增加红细胞运输氧的功能。

【贮藏】 置阴凉干燥处，防潮，防蛀。

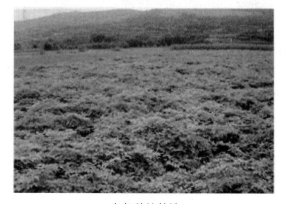

当归种植基地

【食疗方】

1.当归烧羊肉：当归、干地黄各15g，干姜10g，羊肉250g。羊肉洗净、切块，入油中炒至发白，放入中药，加水、盐、酒等，以小火煨至羊肉烂熟。饮汤吃肉。（《千金要方》）

功用：羊肉、当归、地黄补虚益血，干姜温中健胃，用于血虚体弱，或虚寒腹痛。

2.当归羊肉汤：当归、党参各15g，黄芪30g，生姜10g，羊肉500g。羊肉切片，各药用纱布包扎，加水一同煎煮至肉烂熟，饮汤吃肉。（《济生方》）

功用：参、芪补气，羊肉补血，当归补血活血、止痛，生姜温中健胃。用于产后气血虚亏、发热自汗、肢体疼痛。

3.当归补血汤：当归10g，黄芪60g。煎水饮。亦可将用量增加，煎成膏滋食用。

功用：本方重用黄芪，次为当归，意在补气而益血。用于失血后气血耗伤，或气虚血亏、体倦乏力、头昏。

4.当归肉桂酒：当归30g，熟地黄50g，红花15g，肉桂6g，甜酒1000ml。用甜酒浸泡各药1～2周以上即成。

功用：当归补血活血、调经止痛，熟地黄滋补阴血，红花、肉桂活血通经，甜酒可行血脉。用于血虚，或有瘀滞的经闭、月经不调。

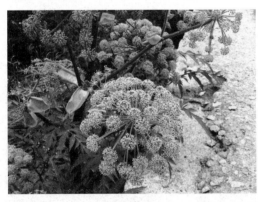
当归花序

5.归芪蜜膏：当归、黄芪各30g，陈皮10g，火麻仁100g，蜂蜜适量。火麻仁捣碎，同时三药加水煎取汁液，再煎至浓稠，入等量经煎炼的蜂蜜，搅匀，煎溶。每次食1～2匙（10～20g）。

功用：黄芪补中益气，当归、蜂蜜、火麻润肠，兼用陈皮理气。用于老人气虚肠燥、大便秘结难通、少气自汗。

三、黄芪

又名膜荚黄芪、东北黄芪、内蒙黄芪。

【采收加工】 春、秋二季采挖，采挖时尽量保全根，严防伤皮断根。散开晾晒，晒至表面出现皱纹时，在天晴太阳下先搓第一遍；后将其整齐码放，用塑料布盖严放 2～3d，使芪条发热糖化后，开始搓第二遍，搓时须将芪条搓直；后整齐码放成堆，用塑料布盖严，放 2～3d，使芪条轻微发热后，晒干。

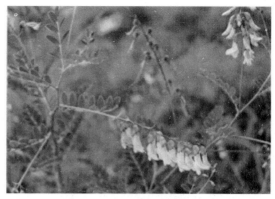

黄芪花

【性状】 本品呈圆柱形，有的有分枝，上端较粗，长 30～90cm，直径 1～3.5cm。表面淡棕黄色或灰棕褐色、有不整齐的纵皱纹或纵沟。质硬而韧，不易折断，新面纤维性强，并显粉性；皮部黄白色，木部淡黄色，有放射状纹理及裂隙；老根中心偶呈枯朽状，黑褐色。气微，味微甜，嚼之微有豆腥味。

【性味与归经】 甘，微温。归肺、脾经。

【功能与主治】 补气升阳，固表止汗，利水消肿，生津养血，行滞通痹，托毒，排脓，敛疮生肌。用于气虚乏力，食少便溏，中气下陷。久泻脱肛，便血崩漏，表虚自汗，气虚水肿，痈疽难溃，久溃不敛，血虚痿黄，内热消渴，半身不遂，痹痛麻木。

【炮制】 除去杂质，大小分开，洗净，润透，切厚片，干燥。

【贮藏】 置通风干燥处，防潮，防蛀。

【附方】

1. 黄芪建中汤：黄芪 15g，大枣 10 个，白芍 15g，桂枝、生姜、甘草各 10g，饴糖 50g。黄芪等六种药材煎水取汁，入饴糖待溶化后饮用。（《金匮要略》）

功用：黄芪、大枣、甘草补脾益气，桂枝、生姜温阳散寒，白芍缓急止痛，饴糖补脾。用于气虚里寒，腹中拘急疼痛，喜温慰，自汗，脉虚。

2. 黄芪补肺饮：黄芪 30g，麦冬 15g，五味子、乌梅各 6g。煎水取汁，以蜂蜜调味。

功用：黄芪补肺益气、固表，五味子补肾敛肺，乌梅助五味子敛肺止咳，麦冬养阴润肺。用于气虚阴伤，自汗口渴，咳嗽不止。

3. 黄芪桂枝五物汤：黄芪 30g，赤芍、桂枝各 15g，生姜 10g，大枣 10 个。煎汤饮。（《金匮要略》）

功用：本方重用黄芪补气，鼓舞气血运行。以赤芍活血行滞，桂枝温通血脉。用于气虚血滞，肌肤麻木，肢体疼痛，半身不遂。

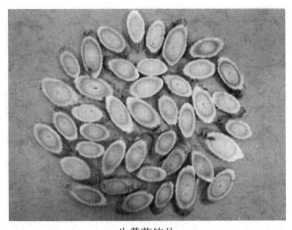

生黄芪饮片

【食疗方】

1. 参芪大枣粥：黄芪 15g，党参 10g，大枣 30g，粳米 100g。黄芪、党参水煎取汁，与后二者一同煮粥食。

功用：黄芪、党参补脾益气。用于脾虚气弱，体倦乏力，自汗，饮食减少，易于感冒。

2. 芪苓鲤鱼汤：黄芪 50g，茯苓 30g，鲤鱼 1 尾。鲤鱼洗净，黄芪、茯苓以纱布包扎，加水同煮。以生姜、盐调味，饮汤吃鱼。

功用：黄芪补脾益气、利尿消肿，茯苓利湿补脾，鲤鱼滋养补脾、利湿。用于脾气虚弱，水肿，小便不利、或有蛋白尿；亦用于老人体虚气弱，小便点滴不畅。

3. 黄芪山地粥：黄芪 30g，山药 100g，生地黄 15g。黄芪、生地黄水煎取汁，山药研为粉末；将前汁煮沸，频频撒入山药粉，搅匀，煮成粥食。

功用：黄芪、山药补气益脾，生地黄养阴清热，三者均能降血糖。用于糖尿病，气虚阴亏，口渴口干，尿频。

四、党参

又名汶党参、晶党参、仙草根、有条党、白条党。

【采收加工】秋季白露前后采挖。将根挖出后，洗净泥土，按其大小、长短、粗细分为老、大、中条，分别加工晾晒。晒至半干（即参体柔软，绕指而不断），用手或木板搓揉，使皮部与木质部紧贴、饱满柔软。然后再晒再搓，反复 5~6 次，七八成干时，捆成小把晒干即成。采挖时注意勿伤皮或折断，以免浆汁流出及霉烂。晾晒时勿堆大堆，以防霉烂。如用火烘干，只能用微火，不能用大火，否则，易起鼓泡，使皮肉分离。搓的次数不宜过多，否则会变成"油条"，影响质量。

【性状】呈长圆柱形，稍弯曲，长 10~35cm，直径 0.4~2cm。根头部有多数疣状突起的茎痕及芽，每个茎痕的顶端呈凹下的圆点状。根头下有致密的环状横纹，向下渐稀疏，有的达全长的一半，栽培品环状横纹少或无。全体有纵皱纹及散在的横长皮孔突起，支根断落处常有黑褐色胶状物。质稍硬或略带韧性，断面稍平坦。

皮部淡黄白色至淡棕色，木部淡黄色。有特殊香气，味微甜。

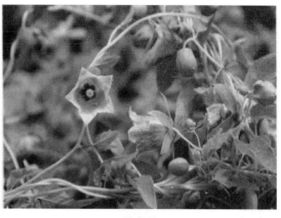

党参花

【性味与归经】 甘，平。归脾、肺经。

【功能与主治】 养血生津，健脾益肺。用于脾肺虚弱，气短心悸，食少便溏，虚喘咳嗽，内热消渴，气血不足，面色萎黄，津伤口渴。

【炮制】 除去杂质，洗净，润透，切厚片，干燥。

【药理作用】

1.对中枢神经系统的影响：改善学习记忆；抑制中枢神经系统。

2.对心血管系统的作用：抗血栓形成、抗缺氧以及对急性心肌缺血有保护作用；改善微循环；增加正常红细胞及血红蛋白数量。

3.抗溃疡作用。

4.抗炎作用。

5.其他作用：提高抵抗能力；提高血浆皮质酮含量；对辐射损伤有保护作用。

【注意】 不宜与藜芦同用。

【贮藏】 置通风干燥处，防蛀。

【适宜人群】 体质虚弱，气血不足，面色萎黄，以及病后、产后体虚者宜食；脾胃气虚，神疲倦怠，四肢乏力，食少便溏，慢性腹泻者宜食；慢性肾炎，蛋白尿者宜食；慢性贫血，萎黄病，白血病，血小板减少性紫癜以及佝偻病患者宜食。

【附方】

1. 胃癌化疗后中药验方：山药 30g，党参 15g，白术、茯苓、炒酸枣仁、当归、远志各 9g。水煎服，每日 1 剂。

适应证：胃癌化疗反应，辨证属心脾两虚型者。

2. 胃癌化疗后中药验方：党参、枸杞子、女贞子各 15g，白术、菟丝子、补骨脂各 9g。水煎服，每日 1 剂。

适应证：胃癌化疗反应，辨证属脾肾两亏型者。

3. 胃癌手术后验方：党参、生黄芪、熟地、大芡实、莲子（去心）各 15g，白

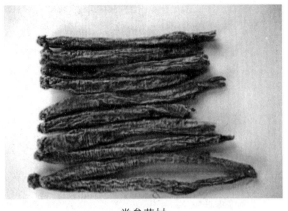

党参药材

术、茯苓、黄精各 12g，甘草 3g，白毛藤、白花蛇舌草各 30g，田三七 15g（研冲），大枣 6 枚，沙参、羊草结各 10g，枸杞 9g。每剂煎 3 次，每天服 1 剂，手术前、手术后或化疗中均可服用。

适应证：胃癌手术后胃热伤阴，瘀毒内阻，痰湿凝结，气血双亏者。

4. 晚期胃癌转移方：党参、黄芪各 60g，茯苓、生薏苡仁各 30g，半夏 18g，枳壳、陈皮、厚朴、乌梢蛇、土鳖虫、全蝎各 10g，蜈蚣 2 条，甘草 6g。水煎服，每日 1 剂。

适应证：胃癌、胃癌广泛转移。朝食暮吐，舌暗淡有瘀点，苔白，脉细，有阳气虚衰之候。证属脾胃虚寒，气血瘀滞者。

【食疗方】

1. 参枣饮：党参 30g，大枣 10 枚。将党参、大枣洗净，加清水适量，浸渍 2h，煎煮 40min，取汤温服。每日 1 剂，早晚各服 1 次。

功用：健脾益胃，补气生血。用于脾胃气虚，饮食减少，大便稀溏，血虚所致面色萎黄，消瘦乏力等。

2. 参芪精：党参 250g，黄芪 250g，白糖 500g。将党参、黄芪洗净，以清水浸渍 12h，再加水适量，煎煮 30min，取药液。加水再煎，共煎煮 3 次，合并药液。将此合并的药液用文火煎熬至稠黏时停火，待浓缩液冷却后，加入白糖吸净药液，混合均匀，晒干，压碎，装入玻璃瓶内。每次服 10g，一日 2 次，用沸水冲化服。

功用：补脾益肺，升阳举陷。用于肺气虚弱，气短而喘，头晕心悸，脾气虚弱，食少便溏，脏器下垂等。

3. 参杞酒：党参 15g，枸杞子 15g，米酒 500ml。将党参、枸杞子洗净，干燥后研为粗末，放入细口瓶内，加入米酒，密封瓶口，每日振摇 1 次，浸泡 7d 以上。每次服 15ml，早晚各服 1 次。

功用：益气补血，宁心安神。用于心脾两虚，心悸失眠，夜寐多梦，食欲不振，肢体倦怠等。

4. 参米茶：党参 30g，粟米 100g。将党参、粟米分别淘洗干净，党参干燥后研碎，粟米炒熟，同置于砂锅内；加入清水 1000ml，浸渍 1h 后，煎煮 20min 停火；沉淀后倒入保温瓶内，代茶饮。

功用：补脾养胃，益气滋阴。用于脾胃虚弱，食欲不振，胃脘隐痛等。

5. 党参膏：党参 500g，当归 250g，熟地黄 250g，升麻 60g，蜂蜜 1000g。将党参、当归、熟地黄、升麻洗净，冷水浸渍 12h，再加水适量煎煮，每 3～4h 换取药液 1 次，共煎煮 3 次，合并药液；将此合并药液用文火煎熬，浓缩至稠黏，兑加蜂蜜，煎熬调匀收膏。每次 10g，一日 2 次，温开水冲服。

功用：大补元气，益智通脉。用于虚劳内伤，身热心烦，头痛畏寒，脾气虚弱，久泻久痢，脱肛，气虚不能摄血，便血，崩漏等。

6. 八珍鸡汤：党参 5g，茯苓 5g，炒白术 6g，炙甘草 5g，熟地黄 6g，白芍 5g，当归 7g，川芎 3g，母鸡 1 只，猪肉 500g，猪骨 500g，葱、姜、料酒、精盐、味精适量。将上述八味药材饮片装入纱布袋内，扎口，母鸡洗净，剁成小寸块，猪肉洗净，切成小寸块，猪骨捣碎。将药袋、猪肉块、鸡肉块、碎猪骨同置锅内，加水适量，用武火烧开，撇去浮沫；加入葱段、姜片、料酒改用文火炖至肉烂。捡弃药袋、葱、姜，以精盐、味精调味即成。

功用：大补气血。用于久病后体质虚弱及恢复期。产妇、老年人常常服用，可奏营养滋补之良效。

五、大黄

又名牛舌大黄、香大黄、马蹄黄。

【采收加工】 秋末茎叶枯萎或次春发芽前采挖，除去细根，刮去外皮，切瓣或段，绳穿成串干燥。

【性状】 本品呈类圆柱形、圆锥形、卵圆形或不规则块状，长 3～25cm，直径 13～15cm。除尽外皮者表面黄棕色至红棕色，有的可见类白色网状纹理及星点（异型维管束）散在。残留的外皮棕褐色，多具绳孔及粗皱纹。质坚实，有的

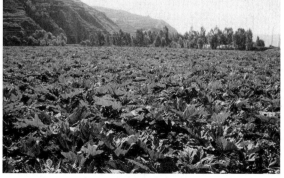

大黄花序

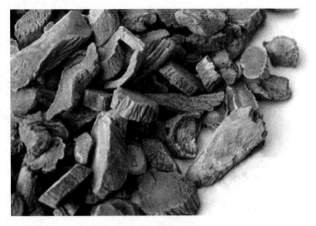

掌叶大黄果实

中心稍松软，断面淡红棕色或黄棕色，显颗粒性。根茎髓部宽广，有星点环列或散在；根部发达，具放射状纹理，形成层环明显，无星点。气清香，味苦而微涩，嚼之粘牙，有沙粒感。

【性味与归经】 苦，寒。归脾、胃、大肠、肝、心包经。

【功能与主治】 泻下攻积，清热泻火，凉血解毒，遂瘀通经。用于实热便秘、血热吐衄、目赤咽肿、肠痈腹痛、痈肿疔疮、瘀血经闭、产后瘀阻、跌扑损伤、湿热痢疾、黄疸尿赤、淋症、水肿，外治水火烫伤。

【炮制】 除去杂质，洗净，润透，切厚片或切成小块，晾干。

【药理作用】 泻下、改善肾功能、保肝利胆、抗胃及十二指肠溃疡、止血、降血脂、抗菌消炎、中枢解热等作用。

【注意】 本品苦寒，易伤胃气，脾胃虚弱者慎用；妇女怀孕、月经期、哺乳期忌用。生大黄泻下力强，故欲攻下者宜生用；入汤剂应后下，或用开水泡服；生大黄内服可能发生恶心、呕吐、腹痛等副反应，一般停药后即可缓解。久煎则泻下力减弱。酒炙大黄泻下力较弱，活血作用好，用于瘀血症。大黄炭则多用于出血症。

【贮藏】 置通风干燥处，防蛀。

六、款冬花

又名冬花。

【采收加工】 12月或地冻前当花尚未出土时采挖，除去花梗及泥沙，阴干。

【性状】 本品呈长圆棒状。单生或 2～3 个基部连生，长 1～2cm，直径 0.5～1cm。上端较粗，下端渐细或带有短梗，外面多数披有鱼鳞状苞片。苞片外表面紫红色或淡红色，内表面密被白色絮状茸毛。体轻，气香，味微苦而辛。

【性味与归经】 辛、微苦，温。归肺经。

【功能与主治】 润肺下气，止咳化痰。用于新久咳嗽，喘咳痰多，劳嗽咳血。

【炮制】 除去杂质及残梗。

【药理作用】 镇咳、祛痰和平喘作用。升压作用。抗血小板聚集作用。

【贮藏】 置干燥处，防潮，防蛀。

【附方】

1. 治慢性支气管炎：炙款冬花、炙紫菀各 60g，百部 30g，蜂蜜

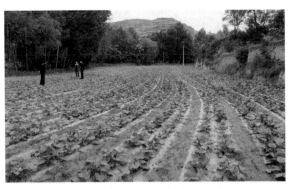

款冬花种植基地

125ml。将前 3 味加水适量，浸泡半天。加水煎煮，每半小时滤取煎液 1 次，共取 3 次。合并后再以文火煎熬浓缩至稠厚状，入蜂蜜熬炼成膏，候冷，装瓶备用。每次 20～30g，用温开水冲服，日服 3 次。

2. 咳嗽气喘：款冬化、杏仁、桑白皮各 9g，知母、贝母各 6g。水煎服。

3. 久咳不愈：款冬花、紫菀各 60g，百部 30g。共研细末，每次 9g，用生姜 3 片、乌梅 1 枚，煎汤送服。

4. 痰咳哮喘，遇冷即发：款冬花、麻黄、苦杏仁、紫苏子各 3～10g。水煎服。

5. 肺热风邪咳嗽：款冬花、知母、桑叶、阿胶、麻黄、贝母、苦杏仁、甘草、半夏、生姜各 3～9g。水煎服。

6. 暴咳：款冬花、苦杏仁、贝母、五味子各 9g，煎服。或款冬花 60g，桑白皮、贝母（去心）、五味子、炙甘草各 15g，枳实 0.5g，苦杏仁 1g，水煎服。

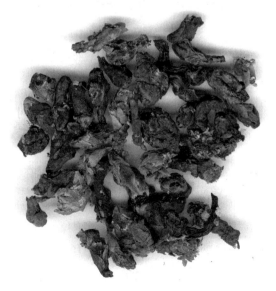

款冬花

7. 感冒咳嗽：款冬花 15g，苏叶 10g，苦杏仁 10g，水煎服。

8. 口舌生疮：款冬花、黄连各等分。共研细末，加水做成药饼；先以蛇床子煎汤漱口，后以饼敷患处，日数次。

【食疗方】

治咯血：款冬花 6g，糯米 50g。将款冬花研为细末，煎煮糯米为粥，食粥时调入药末即可。日服 2 次。

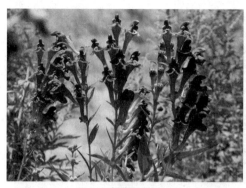

黄芩植株

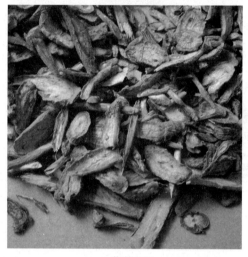

黄芩切片

七、黄芩

又名山茶根、黄芩茶、土金茶根。

【采收加工】 春、秋二季采挖。除去须根及泥沙，晒后撞去粗皮，晒干。

【性状】 本品呈圆锥形，扭曲，长8～25cm，直径1～3cm。表面棕黄色或深黄色，有稀疏的疣状细根痕。上部较粗糙，有扭曲的纵皱或不规则的网纹；下部有顺纹和细皱纹。质硬而脆，易折断，断面黄色，中间红棕色，通称子芩，以清火养阴为主。老根中心呈暗棕色或棕黑色，枯朽状或中空，称枯芩，以清火败毒为主。

【性味与归经】 苦，寒。归肺、胆、脾、大肠、小肠经。

【功能与主治】 清热燥湿，泻火解毒，止血，安胎。用于湿温、暑温，胸闷呕恶，湿热痞满，泻痢，黄疸，肺热咳嗽，高热烦渴，血热吐衄，痈肿疮毒，胎动不安。

【炮制】 除去杂质，置沸水中煮10min，取出，闷透，切薄片，干燥；或蒸半小时，取出，切薄片，干燥（避免曝晒）。

【药理作用】 抗菌、抗真菌、抗病毒、抗炎、抗变态反应。镇静解热、抗血小板聚集及抗凝、降血脂、保肝、利胆。抗氧化、抗癌等作用。

【贮藏】 置通风干燥处，防潮。

八、柴胡

又名北柴胡、黑柴胡、山柴胡、南柴胡、红柴胡。

【采收加工】 春、秋两季采挖，将根挖出后，洗净泥土，晒干。

【性状】

北柴胡：本品呈圆柱形或长圆锥形，长 6～15cm，直径 0.3～0.8cm。根头膨大，顶端残留 3～15 个茎基或短纤维状叶基，下部分枝。表面黑褐色或浅棕色，具纵皱纹、支根痕及皮孔。质硬而韧，不易折断，断面显纤维性，皮部浅棕色，木部黄白色。气微香，味微苦。

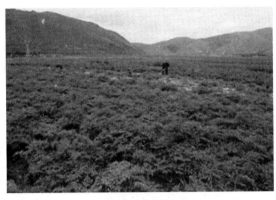

柴胡种植基地

南柴胡：本品根较细，长圆锥形，顶端有多数细毛状枯叶纤维，下部多不分枝或稍分枝。表面红棕色或黑棕色，靠近根头处多具细密环纹。质稍软，易折断，断面略平坦，不显纤维性。

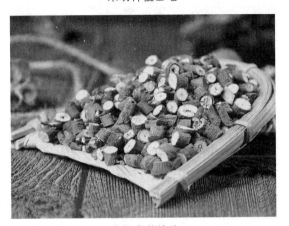

柴胡中药饮片

【性味与归经】 苦，微寒。归肝、胆经。

【功能与主治】 疏散退热，疏肝解郁，升举阳气。用于感冒发热，寒热往来，胸胁胀痛，月经不调，子宫脱垂，脱肛。

【炮制】 除去杂质及残茎，洗净，润透，切厚片，干燥。

【药理作用】 解热、镇静、镇痛、镇咳、抗菌、抗病毒、抗炎、促进免疫功能作用；降血脂、降低胆固醇、甘油三酯和磷脂作用；保肝、促进糖皮质激素分泌、利胆作用。

【注意】 大叶柴胡的干燥根茎，表面密生环节，有毒，不可当柴胡用。肝阳上亢，肝风内动，阴虚火旺及气机上逆者忌用或慎用。

【贮藏】 置通风干燥处，防蛀。

九、板蓝根

又名靛青根、蓝靛根、大青根。

【采收加工】 秋季采挖，除去泥沙，晒干。

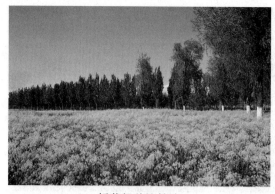

板蓝根种植基地

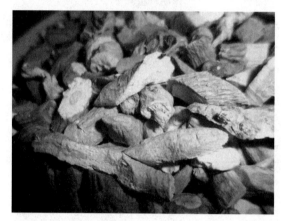

板蓝根中药饮片

【性状】 本品呈圆柱形，稍扭曲，长 10～20cm，直径 0.5～1cm。表面浅灰黄色或淡棕黄色，粗糙，有纵皱纹及横长皮孔样突起，并有支根痕。根头部略膨大，顶端有一凹窝，周边有暗绿色的叶柄残基，较粗的根有密集的疣状突起及轮状排列的灰棕色叶柄痕。体实，质略软，断面皮部黄白色至浅棕色，木质部黄色。气微，味微甜后苦涩。

以根中直粗壮、坚实、粉性大者为佳。

【性味与归经】 苦，寒。归心、胃经。

【功能与主治】 清热解毒，凉血利咽。用于温毒发斑，温疫时毒，发热咽痛，疖腮，喉痹，烂喉丹痧，大头瘟疫，丹毒，痈肿。

【炮制】 拣净杂质，洗净，润透，切厚片，晒干。

【药理作用】 抗菌、抗病毒、抗钩端螺旋体、解毒、提高免疫功能、抗肿瘤、破坏白血病细胞等作用。

【注意】 体虚而无实火热毒者忌服。

【贮藏】 置干燥处，防霉，防蛀。

【附方】

1. 水痘：板蓝根 15～30g，水煎服。每日 1 剂代茶饮，尤其适于高热、痘浆混浊者。

2. 预防流脑：①板蓝根 15g，贯众 15g。共制粗末，煎水代茶饮，连服 3～5d。②大青叶 15g，黄豆 50g 或海金砂根 50g。水煎服，每日 1 剂。

3. 防治腮腺炎：①板蓝根 30g。煎水饮用，连服 3d。②板蓝根 30g，金银花 10g，薄荷 5g。共制粗末，煎水代茶频饮。对腮腺炎肿痛发热也有较好的治疗作用。

4. 防治红眼病：板蓝根 30g，生山栀 9g，生甘草 6g。水煎服，每日 1 剂，连服 5d。

5. 传染性软疣：板蓝根 30g，芒硝 10g，红花 10g，生薏苡仁 30g，马齿苋 30g，水煎服。本方有清热解毒、抗病毒作用，对于皮损泛发者适用。

6. 防治感冒及流感：板蓝根 18g，制粗末，水煎代茶饮；或加姜活 9g，煎汁饮用，连服 3d。也可用板蓝根冲剂，每次冲服 1 包，日服 2 次，连服 3d。

十、枸杞

又名枸杞子、枸杞红食、甜菜子、枸杞豆。

【采收加工】 夏、秋二季果实呈红色时采收，热风烘干，除去果梗；或晾至皮皱后，晒干，除去果梗。

【性状】 本品呈类纺锤形或椭圆形，长 6 ~ 20mm，直径 3 ~ 10mm。表面红色或暗红色，顶端有凸起的花柱痕，基部有白色的果梗痕。果皮柔韧，皱缩；果肉肉质，柔润。种子类肾形，扁而翘，长 1.5 ~ 1.9mm，宽 1 ~ 1.7mm，表面浅黄色或棕黄色。气微，味甜。

以粒大、色红、肉厚、质柔润、籽少、味甜者为佳。

【性味与归经】 甘，平。归肝、肾经。

【功能与主治】 滋补肝肾，益精明目。用于虚劳精亏，腰膝酸痛，眩晕耳鸣，阳痿遗精，内热消渴，血虚萎黄，目昏不明。

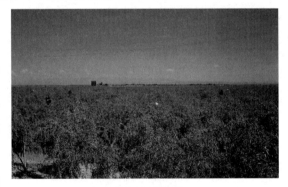

枸杞种植基地

【炮制】 簸净杂质，摘去残留的梗和蒂。

【贮藏】 置阴凉干燥处，防闷热，防潮，防蛀。

【附方】

1. 治肾经虚损，眼目昏花，或云翳遮睛：枸杞子 480g，好酒润透，分作 4 份。120g 用花椒 30g 炒，120g 用小茴香 30g 炒，120g 用芝麻 30g 炒，120g 用川楝子 30g 炒。拣出枸

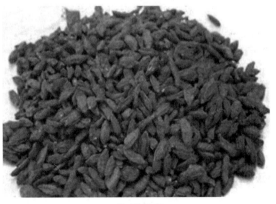

枸杞果实

杞，加熟地黄、白术、白茯苓各 30g，为末，炼蜜丸，日服。

2. 补虚，长肌肉，益颜色，肥健人：枸杞子 400g，清酒 400ml。添酒浸 7d。漉去滓，任情饮之。

3. 安神养血，滋阴壮阳，益智，强筋骨，泽肌肤，驻颜色：枸杞子（去蒂）1kg，龙眼肉 2.5kg。上二味用新汲长流水 25kg，以砂锅桑柴火慢慢熬之；渐渐加水煮至杞圆无味，方去渣；再慢火熬成膏，取起，瓷罐收贮。不拘时频服 15g。

4. 治肝虚或当风眼泪：枸杞 400g。捣破，纳入绢袋，置罐中。以酒一斗泡于瓶中，密封勿泄气，浸 7d。每日饮之，醒勿醉。

【食疗方】

1. 杞精膏：枸杞子、黄精各等分。加水，以小火多次煎熬。去渣浓缩后，加蜂蜜适量混匀，煎沸，待冷备用。每次 10~20ml，沸水冲服。

功用：用于早衰，肝肾精血不足，腰酸体倦，耳鸣头晕，健忘，容颜衰减等。

2. 杞味茶：枸杞子、五味子各等分，研为粗末。每次 9～15g，沸水浸泡，代茶饮。

功用：枸杞子补益阴精，五味子益气生津、敛汗。用于气阴不足的人，不能适应夏季的炎热气候，常于夏季发病，眩晕体倦，两脚酸软，心烦自汗，饮食减少，脉浮乏力。

第二节　家庭常用中医适宜技术

中医适宜技术通常是指安全有效、成本低廉、简便易学的中医药技术，又称"中医特色疗法"或"中医民间疗法"，内容丰富、应用广泛、历史悠久，是祖国传统医学的重要组成部分。

一、急性胃痛

毫针刺：中脘、足三里、梁丘。

艾灸：中脘、足三里、神阙；隔姜灸适用于寒性胃痛。

刮痧：背部，脾俞、胃俞；腹部，中脘、天枢；上肢部，内关、手三里；下肢部，足三里。

二、肩周炎

1. 诊断

（1）多见于50岁左右的中年人或老年人，女性多于男性。左肩多于右肩。常于肩部受寒后发病。

（2）肩部疼痛，渐进性加重，昼轻夜重，并可向颈、耳、肩及前臂和手放射。肩关节上举、后伸时疼痛加剧，肩部活动受限，严重者不能做穿衣、梳头、洗脸等动作。

（3）肩部肿胀不明显，肩关节周围有广泛压痛，日久可见肌肉萎缩。

（4）X光检查一般无特殊发现。部分患者可有骨质疏松。

2. 治疗方法

（1）针灸治疗

①取穴：条口透承山、肩髃、肩髎、肩前、曲池、外关、合谷。

②操作方祛：取俯卧或坐位，取对侧条口向承山方向透刺 1.5～2.0 寸，行大幅度提插捻转手法，使之出现强烈针感，并嘱患者抬举活动患肩，行针 3～5min，常获良效。

取俯卧或坐位，使肩关节充分外展，取肩髃、肩髎分别向极泉方向透刺 1.5～2.0 寸，肩前直刺 0.8～1.2 寸，三穴均达明显针感；曲池直刺 1.0～1.5 寸，外关、合谷直刺 0.8～1.2 寸，针刺得气后，持续捻转，力求针感向肩部传导。诸穴均取患侧，每日治疗 1 次。

（2）刮痧治疗

颈部（哑门、风池、大椎）、肩背部（肩井、天宗）、胸部（中府、云门、缺盆）、上肢部（肩贞、外关、曲池、合谷）、下肢部（足三里、条口）。

三、颈椎病

1. 诊断

（1）有慢性劳损或外伤史，或有颈椎先天性畸形、颈椎退行性变。

（2）颈肩背疼痛，伴上肢放射痛或麻木，颈后伸时加重。

（3）颈部活动功能受限，病变颈椎棘突或一侧肩胛骨内上角有压痛，可触及条索状硬结。

（4）上肢肌力减弱，受压神经根皮肤节段分布区感觉减退，腱放射异常。

（5）臂丛神经牵拉试验阳性或压顶试验阳性。

（6）颈 X 光片显示：椎体增生，颈椎间关节增生明显，椎间隙变窄，椎间孔变小。

（7）除外颈椎病变（胸廓出口综合征、肩周炎、肱二头肌腱鞘炎、网球肘、腕管综合征、肘管综合征）所致以上肢疼痛或麻木为主的疾患。

2. 治疗方法

（1）针灸治疗

取穴：夹脊穴、肩髃、曲池、外关、合谷、中渚。

（2）操作方法

取俯卧位或坐位，颈部夹脊穴直刺 0.8～1.2 寸。肩髃、曲池直刺 1.0～1.5 寸，外关、合谷直刺 0.8 ~ 1.2 寸，中渚直刺 0.3 ~ 0.5 寸，尽量使针感向远心端反射。留针 20 ~ 30min，中间行针 1 ~ 2 次，每日治疗 1 次。

四、腰肌劳损

1. 诊断

（1）持续性腰部隐痛，易感疲乏，即使卧床休息，亦有腰部疲乏感。

（2）经常反复急性发作。

（3）腰肌轻度痉挛，但活动受限不明显，局部有压痛。

2. 治疗方法

（1）针灸治疗

①取穴：主穴选阿是穴、委中、昆仑。配穴选三焦俞、肾俞、大肠俞、关元俞、腰眼。

②操作方法：阿是穴合谷刺（一针多向透刺），用中强刺激；委中穴直刺 1.0 ~ 1.5 寸，使局部酸胀或有麻电感向足底扩散；昆仑穴直刺，可透太溪或稍偏向外刺，深 0.5 ~ 1.0 寸，使局部有酸胀感并向小趾扩散。三焦俞、大肠俞、肾俞、关元俞、腰眼针感为局部酸胀或向上下放射，留针 20 ~ 30min。

（2）刮痧治疗

腰部（患侧足太阳经）。

五、膝关节骨关节炎

1. 诊断

（1）近 1 个月大多数时间有膝关节疼痛。

（2）关节活动时有骨响声。

（3）晨僵 <30min。

（4）年龄 >38 岁。

（5）膝检查有骨性肥大。

（6）X 线示关节边缘骨赘。

满足（1）、（2）、（3）、（4）或（1）、（2）、（5）或（1）、（4）、（5）或（1）、（6）者，可诊断为膝骨关节炎。

2. 治疗方法

（1）取穴：梁丘、血海、内膝眼、外膝眼、阳陵泉、阴陵泉、鹤顶、阿是穴。

（2）操作方法：取仰卧位，患膝关节腘窝处置一软物使膝关节屈曲，梁丘、血海穴直刺 1.0～1.5 寸，阳陵泉可向阴陵泉透刺，并使针感向下放射；鹤顶直刺 0.8～1.2 寸。内、外膝眼及阿是穴行温针灸，内、外膝眼向中心斜刺 0.8～1.2 寸，使针感向下扩散。阿是穴毫针刺入得气后，施以"平补平泻"小幅度提插捻转 2min。然后将 2cm 左右长的艾条置于上述穴位针柄上点燃，至燃尽后取下，更换另一段艾条，每次每穴灸 3 柱。诸穴均取患侧，每日治疗 1 次。

第三节　地方药材防治常见病的膳食及食疗方

一、上呼吸道感染食疗方

秋梨 + 冰糖 + 中药煎水。

秋梨一只，带皮去核切成小块；冰糖，约鸡蛋大小 1~2 块；将百合、麦冬、沙参各 30g 与冰糖、秋梨同置小砂锅内，加水 3 碗煎 1h 左右；至秋梨熟烂，弃沙参渣，早晚各 1 次温服。

二、治慢性支气管炎药膳

1. 治疗痰浊壅肺型慢性支气管炎的药膳方

该型慢性支气管炎患者的临床表现是：咳嗽痰多，痰白而稀，胸闷纳呆，神疲乏力，大便溏薄，舌苔白腻，脉濡滑等。治以健脾燥湿、化痰止咳为主。可采用以下药膳方：

（1）柚子鸡肉汤：取柚子 1 个，小母鸡 1 只（约 500g）。先将柚子去皮，将鸡去除毛、内脏、头脚，洗净。然后将柚子肉填入鸡膛内，加水少许，隔水蒸熟，食鸡饮汤。每 7d 制作此鸡肉汤 1 次，服食 3 次为 1 个疗程。

（2）百合蜂蜜汁：取百合 100g，蜂蜜 150g。将百合洗净，放入搪瓷碗内，加入蜂蜜，上锅蒸 1h，趁热调均匀，晾凉后，装入瓶内备用。每日早晚各服 5~10ml。

（3）柠檬猪肺汤：取鲜柠檬（切片）30g，猪肺 200g。先将猪肺洗净、切块，将柠檬切片，然后将猪肺与柠檬片一同放入锅内，加水适量煮汤，煮至猪肺烂熟时，加入食盐、味精（或冰糖）少许即成。喝汤吃猪肺，每日1剂，7d为1个疗程。

2. 治疗气阴两虚型气管炎的药膳方

该型慢性支气管炎患者的临床表现是：咳嗽气短，自汗盗汗、口干鼻燥，疲乏烦躁或五心烦热，大便干结，心悸失眠等。治以益气养阴、润肺止咳为主。可采用以下药膳方：

（1）白芨冰糖燕窝汤：取白芨20g，燕窝10g，加水适量煎汤，熟后捞出白芨，加入冰糖50g，煮至糖溶化即成。每日1剂，早晚各服1次。

（2）款冬花糖水：取款冬花10g，冰糖15g。将二者一同放入锅内，加水适量，煎煮20min，去药渣饮糖水。每日1剂，每日饮服3～5次，连服3～5d为1个疗程。

（3）鲜藕萝卜汁：取鲜藕250g，萝卜200g，蜂蜜15～30g。先将藕及萝卜洗净、切碎、绞汁，然后将所取的汁液与蜂蜜调匀，装瓶中备用。每次取30～50ml调好的药汁用温开水冲服，每日饮服3～5次。

3. 治疗脾肾阳虚型慢性支气管炎的药膳方

该型慢性支气管炎患者的临床表现是：以咳嗽、气喘为主，遇冷咳喘加重，四肢不温，食欲不振，小便清长，舌质淡苔白，脉弱。治以温补脾肾、止咳定喘为主。采用以下药膳方：

（1）珠玉八宝粥：取淮山药、薏苡仁、核桃仁、枸杞、松仁、桑葚、莲米各10g，大枣5枚，粳米500g。将淮山药、薏苡仁、桑葚碾成细末，拌匀，备用。将粳米、莲米淘洗干净，与大枣、枸杞、核桃仁一同放入锅内，加水煮粥，待粥浓稠时，加入药粉，再煮10min即成。每日1剂，早晚各食1次。

（2）姜枣散：伏天时取黑枣数枚，放入姜汁中浸泡；数日后取出，放到烈日下暴晒，晒至干硬后，碾成末，放入玻璃瓶内密封保存。到冬至日启开，取出适量姜枣末用蜂蜜水或冰糖水调服。每日服3次，7d为1个疗程。

4. 治疗肺脾气虚型慢性支气管炎的药膳方

该型慢性支气管炎患者的临床表现是：咳嗽、咳痰，痰白而稀或呈泡沫样，自汗，气短，大便溏泻，神疲乏力，声低懒言，每遇风寒则咳痰或喘息加重，舌质淡，苔白，脉虚。治以健脾、益气、补肺为主。可采用以下药膳方：

（1）栗子瘦肉汤：取鲜栗子肉250g，瘦猪肉200g。将猪肉洗净、切块，与栗子肉一同放入锅内，加水适量煮汤；煮至猪肉、栗子肉熟，加入食盐、味精即成。喝汤吃猪肉、栗子肉。此方可常服。

（2）五味子汤：取五味子 50g，苏梗、人参各 6g，砂糖 100g。将上述药料一同放入锅内，加水煎煮 30min，去渣取汁，放入砂糖即成。每日代茶饮用。

（3）茯苓大枣粥：取茯苓粉 100g，大枣 30g，粳米 150g，味精、食盐、胡椒粉各适量。将粳米淘洗干净，将大枣去核，与茯苓粉一同放入锅内；加水适量，用武火煮沸后，改用文火煮至米烂粥稠。每日早晚各食 1 次。

三、治疗高血压药膳

1. 肝阳上亢型药膳

临床表现：头晕胀痛，烦躁易怒，目眩耳鸣，面赤升火，口苦口干，夜眠不安，舌红苔黄，脉弦数有力。

（1）鲜芹菜汁

配方：芹菜 250g。

制法：芹菜用沸水烫 2min，切碎绞汁，可适当调味。

功效：平肝降压。

用法：每日 2 次，每次 1 小杯。

（2）菊花粥

配方：菊花末 15g，粳米 100g。

制法：菊花去蒂，研成细末备用。粳米加水适量，用武火烧沸，改用文火慢熬，粥成时调入菊花末，稍煎片刻即可。

功效：清热疏风，清肝明目。

用法：可作早晚餐食用。

（3）天麻鸭蛋

配方：天麻 9g，鸭蛋 2 个。

制法：将鸭蛋放入盐水中浸 7d 后，在顶端钻 1 小孔，倒出适量鸭蛋清，灌入已研成细末的天麻（若鸭蛋不充盈，可将倒出的鸭蛋清重新装入，至充盈为度）。然后用麦面作饼将鸭蛋上的小孔封闭，随即将鸭蛋完全包裹，放在火炭灰中煨熟。

功效：平肝熄风，清热养阴。

用法：每日早晨空腹时用开水送食鸭蛋 2 个，可连服 5～7d。

（4）芹菜凉拌海带

配方：芹菜 100g，海带 50g。

制法：芹菜洗净切段，海带洗净切丝，分别在沸水中焯一下捞起，加适量香油、醋、盐、味精调味食用。

功效：平肝清热降压。

用法：佐餐食用。

2. 治疗肝肾阴虚型药膳

临床表现：头晕头痛，耳鸣，失眠健忘，心悸乏力，口干舌燥，两目干涩，手足心热，腰酸腿软，舌质红，舌苔少，脉细弦或细数。

（1）枸杞肉丝

配方：枸杞子 100g，猪瘦肉 150g，熟青笋 50g，猪油 100g。

制法：将猪瘦肉切丝，青笋切丝，枸杞洗净待用。烧热锅，用冷油滑锅倒出，放入猪油，将肉丝、笋丝同时下锅划散。烹黄酒，加白糖、酱油、盐、味精调味，再放入枸杞子翻炒几下，淋上麻油，起锅即成。

功效：滋补肝肾。

用法：佐餐食用。

（2）菠菜炒生鱼片

配方：生鱼片 200g，菠菜 250g，蒜茸、姜花、葱段少许。

制法：菠菜去根，洗净，略切几段，放入沸水中焯过，捞起滤去水分；生鱼片用少许味精、盐稍浸渍。起油锅，先下蒜茸、姜花、葱段爆香，入生鱼片，烹黄酒，略炒，再下菠菜翻炒几下，调味勾芡即可。

功效：清热除烦，养肝降压。

用法：佐餐食用。

3. 治疗痰浊内阻型药膳

临床表现：眩晕头痛，头目昏蒙，胸脘满闷，纳呆恶心，肢体困重，体倦嗜睡，口多痰涎，舌胖质淡，舌苔白腻，脉弦滑。

（1）橘皮饮

配方：橘皮、杏仁、老丝瓜各 10g，白糖少许。

制法：将老丝瓜、橘皮洗净，杏仁去皮一同入锅，加水适量，置武火上烧沸，再用文火煮 20～30min；去渣，用白糖调味。

功效：理气化滞，祛风通络。

用法：代茶饮。

（2）红萝卜海蜇粥

配方：红萝卜 120g，海蜇皮 60g，粳米 60g。

制法：红萝卜削皮切片，海蜇皮漂净切细条，粳米洗净。三物一起放入锅内，加清水适量，文火煮成粥，粥成后加调味品调味。

功效：化痰消滞，开胃健脾。

用法：作早晚餐或作点心食用。

（3）菊槐茶

配方：菊花、槐花、绿茶各 3g。

制法：将上三味放入瓷杯中，以沸水冲泡，密盖浸泡 5min 即可。

功效：平肝祛风，化痰降压。

用法：每日 1 剂，不拘时饮服。

4. 治疗阴阳两虚型药膳

临床表现：头昏眼花，面白少华，心悸气短，腰膝无力，夜尿频多，面部或下肢浮肿，舌质淡嫩，苔薄，脉虚弦或沉细。

（1）胡桃糯米粥

配方：胡桃 30g，糯米 100g。

制法：将胡桃仁打碎，糯米洗净。加清水适量煮成稀粥，加少许糖调味即成。

功效：调补阴阳。

用法：每日早晨空腹饮服。

（2）归芪蒸鸡

配方：炙黄芪 100g，当归 20g，嫩母鸡 1 只。

制法：将黄芪、当归装入纱布袋，口扎紧。将鸡放入沸水锅内余透、捞出，用凉水冲洗干净。将药袋装入鸡腹，鸡置于蒸盆内，加入葱、姜、盐、黄酒、陈皮、胡椒粉及适量清水，上笼隔水蒸约 1h，食时弃去药袋，调味即成。

功效：温中补气，益血填精。

用法：佐餐食用，分 3 次食完。

（3）丝瓜豆腐瘦肉汤

配方：猪瘦肉 60g，丝瓜 250g，嫩豆腐 2 块，葱花适量。

制法：将丝瓜去皮，切成厚片；豆腐切块；猪瘦肉切成薄片，加精盐、糖、芡粉拌匀。在锅内加清水适量，武火煮沸，先下豆腐煮沸后，再放入丝瓜、肉片，至丝瓜、肉片刚熟，加葱花等调味即可。

功效：益气血，清虚热。

用法：佐餐食用。

四、预防胆囊炎药膳

1. 番茄炒蛋

原料：番茄 250g，鸡蛋 3 个，盐、味精、植物油各适量。

制作：番茄洗净，去皮，切成小块；鸡蛋去壳，调成浆。待锅内油烧热时，倒入鸡蛋浆，用勺子划散，放入番茄块、盐、味精，炒片刻起锅即成。

食法：佐餐食用，开胃消食，用于急、慢性胆囊炎。番茄营养丰富，含有蛋白质、维生素、多种微量元素等，味道鲜美，酸甜可口，人皆喜吃。既可健胃消食，又能促进胆汁的分泌。

2. 糖醋萝卜

制作：萝卜洗净，去两头，切成 3cm 长的条块；大蒜苗除去须根，洗净，切成 3cm 长的段。取锅烧热，入油烧熟，放入萝卜煸炒片刻，加入大蒜苗、水、糖、醋，加盖焖熟。再用淀粉勾芡，浇上麻油，起锅即成。

食法：佐餐食用。

功效：顺气消食，利胆解毒。用于胆囊炎引起的腹胁胀痛、食少等症。民间素有"冬吃萝卜夏吃姜，不劳医生开处方"的谚语。萝卜含有丰富的维生素 C，其所含的芥子油、酶能促进胆汁分泌和胃肠蠕动，帮助消化。

3. 香菇拌蒿菜

制作：蒿菜洗净，入沸水中余一下，捞起沥干，剁成细末。香菇用水泡发，洗净，切成细丁。待菜油烧至七成热时，放入蒿菜炒几下，再倒入香菇丁一起翻炒至熟。加盐、味精调味即成。

食法：佐餐食用。

功用：利胆利尿，消炎降压，用于胆囊炎及肝炎；蒿菜含多种氨基酸、碳水化合物、维生素 C、钙、磷等，具有明显的利尿降压，促进胆汁分泌，加强凝血酶原的作用。

4.蘑菇银耳豆腐

原料：鲜蘑菇 250g，银耳 20g，豆腐 2 块（500g），调味品适量。

制作：蘑菇洗净，银耳用水泡发，洗净豆腐切成小块。待油烧热时，放入豆腐块煎至微黄，加入少许清水。再放入蘑菇、银耳，用小火慢炖至熟。加入精盐，味精调味即成。

食法：佐餐食用。

功用：清热利胆，益气补中，用于胆囊炎肝脾功能较弱者。

5.药醋蛋

原料：食醋 1000g，郁金、木香、紫草各 30g，黄芪、鸡内金各 60g，鲜鸡蛋15个。

制作：以上原料共装入玻璃瓶或瓷罐内密封半个月。

食法：每日煮食 1 个鸡蛋，15d 为 1 疗程。

6.核桃肉炒鸡花

原料：鸡胸脯肉 500g，核桃肉 150g，鸡蛋 3 个，各种调味品适量。

制作：鸡胸脯肉用温水洗净，剔净筋、皮后切成斜三角形块，盛入碗内，加入葱、姜汁、黄酒、精盐，拌匀。在蛋清内加入菱粉，调成蛋糊，倒入鸡块碗内拌匀上浆。先将核桃肉入锅内，炸脆后捞出；取一小碗放入鸡汤、黄酒、糖、盐、味精、菱粉，调成卤汁待用。另取一热锅，待菜油烧至五成熟时，放入上好浆的鸡肉块，用勺划散至熟。倒入卤汁，颠翻几下，放入核桃炒匀即成。

食法：佐餐食用。

功用：益气养血，补肾消石。用于胆石症及胆囊炎的食补调养。核桃肉中含有丙酸酮，能阻止糖蛋白与钙离子、非结合型胆红素的结合，并可使结石溶解、消退和排泄；核桃肉中还含有蛋白质、脂肪、糖、多种维生素、矿物质等营养物质，用于烹调菜肴，甘香可口，色味俱佳，具有很好的补养作用。

五、关节炎食疗方

1.独活黑豆汤

组成：独活 12g，黑豆 60g，米酒少许。

制法：将独活、黑豆放入清水中，文火煮 2h，取汁，兑入米酒，一日内分 2次温服。

功效：祛风胜湿，活血止痛。适用于风湿性关节炎、类风湿性关节炎属风湿痹阻者。

2. 甘草附子汤

组成：甘草 9g，白术 12g，炮附子 9g，桂枝 12g。

制法：上料加清水 5 碗，煎至 1 碗，分 2 次温服。

功效：温阳逐湿，祛风止痛。适用于风湿性关节炎、类风湿性关节炎属风寒湿痹阻者。

3. 生姜鸡

组成：刚刚打鸣的公鸡 1 只，生姜 100～250g。

制法：将公鸡、生姜切成小块，在锅中爆炒焖熟，不放油盐。会饮酒者可放少量酒，一天内吃完，可隔 1 周或半月吃 1 次。

功效：用于关节冷痛，喜暖怕寒者。

六、糖尿病药膳

1. 猪胰玉米须汤

猪胰 1 具，玉米须 30g。两者水煎，每日 1 剂，10d 为 1 疗程。猪胰滋阴润燥止渴，玉米须清热，两味同用滋阴清热。用于渴饮、消谷善饥为主要表现的糖尿病。

2. 南瓜芋泥饺

南瓜 250g，芋芀 300g，糯米粉 500g，瘦猪肉 100g，水发香菇 50g，麻油、精盐、味精适量。南瓜蒸酥去皮压成茸，和入糯米粉揉成面团。芋芀蒸酥去皮压成泥，加上肉丁、香菇丁，用油炒和，调味成馅。面团分 20 份，分别包上馅制成饺，上笼蒸熟。此品有滋阴补胃健脾功效。

3. 参地汤

玄参 15g，生地 30g，天花粉 15g，知母 12g。一日 1 剂，水煎服。

4. 竹笋肚片

猪肚 250g，竹笋 100g，蒜头 1 瓣，黄酒、精盐、味精适量。猪肚洗净切成薄片经沸水淋冲，竹笋切片用水焯熟。蒜茸用油爆香，加入肚片、黄酒炒熟，再加入笋片，调味煮熟。

5. 黄芪山药汤

黄芪 15g，淮山药 15g，苍术 10g，玄参 15g，天花粉 15g，知母 10g。一日 1

剂，水煎服。

6. 虾皮豆腐玉米须汤

虾皮 20g，玉米须 100g，豆腐 400g，紫菜 5g，黄酒、酱油、麻油、精盐、味精适量。玉米须加水煮 20min，去渣留汁。虾皮用酒浸发后加水煮 5min，投入沸水烫过的豆腐块，调味煮沸，撒上撕碎的紫菜。此汤适于糖尿病并发动脉硬化者。

七、黄芪为辅料的药膳

黄芪是重要的补气药，全身之气皆能补益。味甘，性微温，能固卫气，补中气，生清气，托疮毒，利小便，为温养强壮保健之佳品。现代研究和临床应用表明，本药有强心保肝、兴奋中枢神经系统等多方面作用，但胸闷胃满，表实邪旺，气实多怒者勿用。

1. 黄芪炖鸡

原料：黄芪 120g 补气固表，母鸡一只益气补血，葱、姜盐等佐料适量。将母鸡去毛，内脏清洗干净；将黄芪洗净，装入药袋，放入鸡腹。加水，葱、姜、盐等佐料入锅，煮 40min 后即可食用。

功用：黄芪炖鸡可以补气养血，益精填髓，大病、久病、产后失血过多等气血亏虚的病人都可食用。身体健康的人，食用也可以强身健体，减少感冒。

2. 黄芪枸杞乳鸽汤

原料：黄芪、枸杞各 30g，乳鸽 1 只，料酒、精盐、味精、姜片、鸡清汤、鸡油各适量。

制作：将乳鸽宰杀，去毛、内脏、斩脚爪、洗净，放入沸水中氽一会，捞出洗净斩块入锅。加入黄芪、枸杞、料酒、盐、味精、姜片、鸡清汤等，上笼蒸到肉熟烂、取出笼，拣出姜、黄芪，淋上鸡油即成。

功效：具有补气壮阳、固表止汗、解毒祛风之功用。适于中气虚弱、体倦乏力，表虚自汗及痈疽疮溃久不愈合之人食用。

3. 黄芪当归大枣汤

原料：取黄芪 30g，当归 9g，大枣 10 枚。煎服，每日 1 剂。功用：具有补气养血之功。

4. 黄芪薏米赤豆粥

原料：生黄芪、薏苡仁、赤小豆各 30g，鸡内金 10g，金橘饼 3 枚，粳米 100g。

制作：将前 3 味清洗干净，黄芪装入纱布袋中，然后共煮一会，再放粳米煮成粥。

功效：具有利水、消肿的作用，适于慢性肾炎等病症。

5. 黄芪猴头汤

原料：黄芪 30g，猴头菌 150g，调料适量。

制作：将黄芪、猴头菌清洗干净，猴头菌温水泡发，加入调料，小火煨约 2 个小时，服用。

功用：具有益气养血、强身补脑的作用。适用于病后体弱、营养不良、贫血、神经衰弱、慢性肾炎、糖尿病等病症患者。

6. 复方黄芪汤

原料：取生黄芪、生牡蛎、山药各 12g，白术、陈皮各 6g，防风 3g。共研为细末，每日服 2 次，每次 3g。

功用：用于预防体弱儿呼吸道感染，也可用来治疗小儿阳虚自汗。

7. 归芪鲤鱼汤

原料：取黄芪 100g，当归 50g，鲤鱼 1 条（重 700g 左右）。

制作：将黄芪、当归用纱布包好，加水适量，并放花椒、大茴香、小茴香、葱段、姜片、大蒜、精盐等调味品。炖至鱼熟，吃鱼喝汤，2 次吃完。

功用：本药膳适用于营养不良、贫血和肾炎浮肿，以及产后、病后体弱者。浮肿者盐量宜少。

8. 芪陈煨猪肚

原料：黄芪 200g，陈皮 30g，用纱布包好，装入 1 只猪肚内，麻线扎紧。加水及适当调料，武火烧沸后，转用文火炖煮，至猪肚熟烂即可。趁热吃肉喝汤，分做 4 次，两天吃完。

功用：此药膳可以治疗胃下垂、子宫脱重、脱肛等症。

9. 黄芪的食用方法还有以下几种

（1）黄芪 20g 左右，水煎好后代茶饮用。或用黄芪 20g，加枸杞子 15g，水煎后服用，对气血虚弱的人效果更佳。

（2）黄芪 50g 左右，煎汤后，用煎过的汤液烧饭或烧粥，即变为黄芪饭，黄芪粥。

（3）可在烧肉，烧鸡，烧鸭时，放黄芪 50g 左右，滋补效果不错。

（4）可用玉屏风汤（黄芪 25g，防风 15g，白术 20g），避免春季伤风。

第四节　中药小制作

虽然中成药的炮制工艺比较复杂，但是制作一些常用的小中药却很简单，同学们可以自己动手试试。

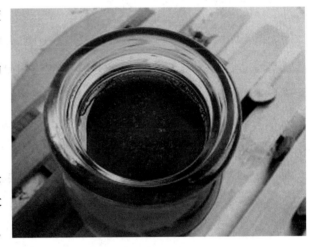

一、秋梨膏

准备材料：秋梨（成人拳头大小的鸭梨）4个，去核干红枣15个，老姜（拇指大小）一块，川贝粉一小勺（中药店有售），蜂蜜一小碗，冰糖一小碗。

制作方法：

第一步：将秋梨洗干净，削去外皮，用擦板把梨擦成梨蓉和梨汁，放在碗中备用；洗净干红枣去核备用；削去老姜外皮，切成细丝备用。

第二步：把梨茸及梨汁、干红枣、冰糖和姜丝放入汤锅中（最好用砂锅，不要用铁质的和不锈钢的汤锅），用大火煮开后，盖上盖子，转小火慢慢熬煮约30min。

第三步：用漏勺捞出汤锅中煮好的梨茸、姜丝和红枣，放入川贝粉继续用小火熬煮约60min，关火后晾凉。

第四步：在熬好的秋梨汤中调入蜂蜜混合均匀，装入密封罐中入冰箱保存。饮用时，取1~2勺秋梨膏，用温开水冲服即可。

功效：秋梨膏润肺止咳、润肠通便、美容养颜，对咳嗽、便秘有很好的疗效，尤其适合在干燥的秋天服用。

二、蜂蜜柚子茶

准备材料：柚子一个（中等大小）、冰糖一碗、蜂蜜一碗。

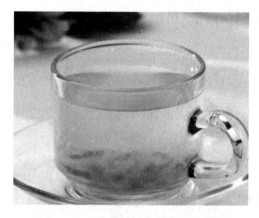

制作方法：

第一步：将柚子的表皮用温水洗干净（可以用一个小软刷刷洗表面），然后放在淡盐水中浸泡 10min（盐水浸泡有助于去除表面残留的农药）。再将柚子表面那层黄黄的皮削下来，越薄越好。把柚子皮切成长约 0.5cm、宽 4cm 的细条。因为白瓤会比较苦，最好去除皮里面的白瓤。

第二步：先将削下的柚子皮放在沸水中煮一下，捞出，以除去苦味（注意：降低苦味的同时，柚子皮的清火效果也会减弱，并且苦味会随柚子蜂蜜茶放置时间的延长而减弱）。再把剥好皮的果肉去除核及薄皮，用搅拌机打碎。

第三步：在锅中加入三碗水和一碗冰糖，用大火煮开。等到冰糖完全溶化后，将柚子皮和柚子肉放入锅内，改用小火熬。在熬制过程中要经常用勺子搅拌，汁水变得浓稠后关火。晾凉后，一边搅拌一边加入蜂蜜。

第四步：把做好的柚子茶放入瓶内密封，存入冰箱。一个星期后开罐食用。

功效：蜂蜜柚子茶能够清热去火，止咳化痰。常服可预防感冒，帮助消化，适合夏季服用。

三、山楂羹

准备材料：山楂 15 个、琼脂(拇指大小)一块、桂花一小勺、白砂糖半碗。

制作方法：

第一步：把山楂清洗干净，去核后切成小方丁。把琼脂放在清水中泡开。

第二步：把山楂丁和琼脂水倒入锅

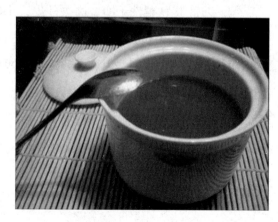

中，加水两碗，大火烧开，再加入白糖，边加边搅动，等到山楂汁变得浓稠后关火，撒上桂花拌匀。放凉后即可食用，冷藏味道更好。

功效：山楂羹能够健脾消积，活血止血；尤其适合吃肉比较多的人服用，长期饮用还能减肥。

四、阿胶枣

准备材料：阿胶 1/3 片(中药店有售)、黄酒半碗、红糖两勺、去核的干金丝小枣两碗。

制作方法:

第一步: 把阿胶砸碎后放入碗中，加入两小匙水和一勺黄酒，盖好盖子，放入锅中蒸。阿胶全部化开后，加入两勺红糖。糖化后再放一勺黄酒，出锅待用。

第二步：把金丝小枣洗净去核后放入碗中，用微波炉中火加热 2min。取出后把金丝小枣上下翻动，再放入微波炉中用中火加热 1min，取出。将金丝小枣倒入装阿胶的碗中，搅匀，使小枣表面裹上薄薄的一层阿胶浆，放在盘中晾干就可以吃了。

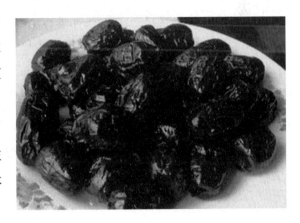

功效：长期食用阿胶枣可以益气养颜、养血补血，尤其适用于体质虚弱和贫血的病人。

后　记

　　中医药文化是中华民族优秀传统文化的重要组成部分，它是我国劳动人民长期的生产生活实践和与病魔斗争的经验总结，为中华民族健康发展作出了巨大贡献。中医药文化体现了中华优秀传统文化的核心价值观念和原创思维方式，融合了中国古代自然科学和人文科学的精华，凝聚了古圣先贤和劳动人民的智慧，充分展现了中华优秀传统文化的独特魅力。中医药文化是中医药学的根基和灵魂，不仅决定着中医药学的本质与特色，而且决定着中医药学的历史形成和未来发展。促进中华文化和中医药文化的稳定传承和广泛传播，对提高人民健康水平、促进社会和谐发展、家庭和睦安康均具有不可替代的作用。

　　在当前实现中华民族伟大复兴的进程中，国务院发布《中医药发展战略规划纲要（2016—2030年）》，将发展中医药上升为国家战略。《纲要》明确提出要"推动中医药进校园、进社区、进乡村、进家庭，将中医药基础知识纳入中小学传统文化、生理卫生课程，同时充分发挥社会组织作用，形成全社会'信中医、爱中医、用中医'的浓厚氛围和共同发展中医药的良好格局"。国家中医药管理局《中医药发展"十三五"规划》《中医药文化建设"十三五"规划》也将推动中医药文化进校园纳入规划，提出针对不同年龄段学生特点，研究设计适宜的中医药文化教学内容，建立课堂教育与课外活动相衔接的教学方法。被誉为"黄芪之乡"的陇西，地域优越，得天独厚，抢抓发展机遇，着力打造"中国药都"，因地制宜，开展中医药义化的普及活动，提升青少年中医药文化素养，继承传统中医"治未病"思想和养生健身技术，意义重大而深远。

在陇西县委县政府的大力支持下，2017 年 10 月，陇西县教育体育局组织人员收集编写了面向全县中小学生的中医药文化读物——《中医药文化趣味读本》。本书以中医药传统文化为主线，从了解中医药文化、喜欢中医药文化、学习中医药文化、宣传中医药文化等方面，选编部分中医基础知识、逸闻趣事、中医健身等方面的内容，语言生动活泼、通俗易懂，图文并茂。同时，还介绍了陇西地方中药材的种植、采挖、炮制和中医诊疗、养生知识，旨在激发学生学习和传承中医药文化的兴趣，在他们心里种下实践和弘扬中医药文化的种子。

编写过程中，参阅了《青少年中医药文化知识普及读本（小学版）》(北京市中医管理局、北京市教育委员会编著）、《定西中药材》（甘肃人民出版社）、中华中医药网等相关图书和网站资料，得到了陇西县卫生和计划生育局、陇西县中医药产业局等单位的积极协助和康凤龙、刘璞琦诸先生的悉心指导，在此一并表示感谢！

由于编写人员中医药文化知识水平有限，不足和错误在所难免，敬请读者和有关领导、专家提出宝贵意见！

邵胜林

二〇一八年三月